KB126882

암 치료의 정석

일러두기

이 책은 『암을 손님처럼 대접하라』(중앙m&b, 2006)의 개정판입니다.

암 치료의 정석

이병욱 지음

알레고리

메스를 놓은 이유

한때 저는 외과 교수였습니다. 젊은 날을 모두 바쳐서 소화기계 수술을 수없이 집도했습니다. 외과 전문의가 된 건, 그중에서도 위 수술을 많이 하게 된 건 필요에 의해서였습니다. 우리나라에는 위암 환자가 가장 많기 때문입니다.

'저를 주님의 손에 맡깁니다. 저를 사용하여 주시옵소서.' 의대에 진학하면서 주님께 일생을 바치겠노라고 약속했습니다. 그래서 의사가 된 이후에 쉼 없이 수술을 했습니다.

개복하면 피 냄새와 발효, 부패한 냄새가 훅 끼칩니다. 많은 의사가 그 냄새를 역겨워하며 숨을 멈추기도 했지만, 저는 그 비릿한 피 냄새를 견딜 수 있었고 심지어 좋기도 했습니다.

당시 위암 수술은 이렇게 진행했습니다. 먼저, 암이 있는 장기 일부를 잘라내고, 림프절곽청술(림프절을 모두 제거하는 수술)을 하고, 음식을 소화할 수 있도록 위와 장을 연결

합니다. 이렇게 수술을 마치고 나면, 몇 시간도 제대로 못 자고 병동을 돌며 수술 환자의 분비물이 묻은 거즈를 갈고 드레싱했습니다.

그뿐만이 아니라, 보다 진보한 첨단 기술을 배우기 위해 스트라스부르 의대로 연수도 다녀왔습니다. 복강경 수술을 배우기 위해서였지요. 복강에 내시경을 넣고 하는 복강경 수술은 일반 개복 수술보다 환자에게 좋은 점이 훨씬 많았습니다. 상처가 작고 개복 수술보다 아프지 않아 빨리 퇴원할 수 있었습니다.

그때는 한 사람의 생명을 살린다는 자부심과 행복에 차 있었습니다. '내가 수술을 잘했기 때문에 죽음의 문턱으로 가는 환자를 한 명 살렸다'고 생각했지요. 연세가 많은 환자는 제 아버지나 어머니처럼 돌봤습니다. 그들을 위해 기도하고, 다른 의사들이 하루에 한 번 회진할 때 적어도 서너 번은 더 돌아보면서 직접 정성을 다해 상처를 소독하기도 했습니다.

대부분 제 환자들은 다른 환자들보다 경과가 좋았습니다. 수술을 수천 건 했지만, 수술하게 되면 합병증이 나타나서 안 된다고 말린 한 명을 제외하고는 거의 재수술하지 않았습니다. 이렇게 좋은 결과가 나온 건 거의 기적이었지요. 저보다 수술 테크닉이 뛰어난 의사도 있었지만, 제 환자들만큼 경과가 좋은 경우는 별로 없었습니다. 저는 열정과 자부심에 찬 젊은 의사였지만, 분명한 사실은 그 모든 것이 저의 두 손이 한 일은 아니라는 것이었습니다.

그런데 그 시절 의사가 되고부터 줄곧 품었던 커다란 의문이 있었습니다. 몇 달밖에 살지 못할 거란 판정을 받았던 말기 암 환자들이 그 기간을 넘어 몇 년씩이나 더 건강하게 사는 경우를 많이 보게 된 것입니다. 반대로 수술이 잘되어 오래 버틸 것 같던 환자가 어느 날 갑자기 떠나는 황망한 일도 겪었습니다.

무엇이 환자를 살렸을까? 끝없이 고민하지 않을 수 없었습니다. 운명이 엇갈린 결과만을 놓고 보면, 현대 의학은 분명 인간이 모르고 지나가는 부분이 있었습니다. 그래서 아무리 발달한 기술로 현대적 치료를 한다고 해도, 인간으로서는 설명할 수 없는 영역이 존재한다는 걸 깨달았습니다.

많은 부분에서, 현대 의학은 인체를 유물론적으로 접근하고 해석하는 경향이 있습니다. 모든 것을 수치화합니다. 암을 1·2·3·4기로 나누고, 혈액 속 백혈구 수치, 적혈구 수치, 혈소판 수치, 종양표지자 수치, 간 수치 등을 통해 환자의 상태를 수치로만 파악하려 합니다. 그러나 이런 식으로는 아무리 해도 인간을 온전히 이해하고 상태를 파악할 수 없습니다. 이것은 주님 앞에 무용지물인 또 다른 바벨탑을 쌓는 헛된 일이나 다를 바 없습니다.

의사로서 수술대에 서면 설수록, 인체에는 눈에 보이지 않는 미세하고 신비한 방어막이 있다는 생각이 들었습니다. 건강하면 건강한 대로, 아프면 아픈 대로 우리 몸을 유지하기 위한 방어막이 존재하는 게 아닌가 하는 것입니다. 인체의 방어막은 아직도 인간이 풀 수 없는 수수께끼입니다.

고통이 극심할 것이라고 한 말기 암 환자가 전혀 고통을 느끼지 못하고, 3개월을 살 것이라고 한 환자가 3년을 지나 7년째 살고 있고, 1년을 못 넘길 거라던 환자가 심지어 12년씩 잘 살고 있는 것을 제 입장에서는 예외라고 부를 수만은 없습니다. 그건 의사가 인간을 완전히 모르기 때문에 생긴 오해입니다.

'인간이 자신의 의지로 태어난 게 아닌 것처럼 죽으려고 해서 죽는 게 아니구나.'

그때 저는 운명을 만드는 보이지 않는 큰 손, 즉 신의 존재를 느꼈습니다. 너무나 신묘막측神妙莫測하게 인간을 만들고 생명을 주관하는 절대자의 손….

이런 생각을 하며 환자의 병상 앞에서 기도할 때, 연약하고 냄새나는 육신이 인간의 전부는 아니라는 점을 깨달았습니다. 그러기에 단순히 암세포를 없애는 치료만 할 게 아니라 환자를 전소인격적이고 통합적으로 치료해야 한다는 확신이 들었습니다. 그때 비로소 제가 겸손한 의사가 아니라 오만한 의사라는 걸 알게 되었습니다.

인체는 알면 알수록 신비합니다. 네모난 그릇에 담으면 네모난 모양이 되고 동그란 그릇에 담으면 동그란 모양이 되는 물처럼, 병에 걸리면 또 병에 걸리는 대로 나름의 균형을 맞추려 합니다. 인체 밸런스와 자연치유력을 조화롭게 극대화해 몸을 지키고 보호하려고 합니다.

저는 크리스천으로서, 인간은 하나님의 형상과 영적인 호흡이 들어가 생령生靈이 된 존재라고 믿습니다. 그래서 아무리 인간이 인간을 검증하고 캐내도 모르는 부분이 있고, 그게 심연처럼 깊은 인간의 본질과 연결되어 있다고 생각합니다. 따라서 의사라면 인체의 놀라운 신비를 인정하지 않는 단선적인 자세부터 바로잡아야 합니다.

이리하여 저는 15년간 들었던 메스를 놓았습니다. 메스의 필요성을 인정하지 않는 게 아니라, 메스가 만능이 아니라는 사실을 마침내 알게 되었기 때문입니다. 암이란 없애고 물리쳐야 하는 '도둑'이 아니며, 반갑게 맞아 잘 대접해서 내보내야 하는 '손님'과 같다고 하는 건 이런 맥락에서 하는 이야기입니다.

의사는 대개 세 가지로 나눌 수 있습니다. 소의치병小醫治病, 중의치인中醫治人, 대의치국大醫治國입니다. 작은 의사, 즉 낮은 등급의 의사는 병을 치료하고, 중간 등급인 의사는 사람을 치료하고, 위대한 의사는 나라를 치료한다는 뜻이지요. 중간 정도의 급수에 제가 있다고 생각합니다.

사람을 치료하는 의사. 이것만 잘해도 저는 제 몫의 삶을 사는 겁니다. 하지만 한 가지 덧붙이자면, '천의치천天醫治天'도 있다는 것입니다. 우리의 몸은 우주처럼 신비하게 창조되었습니다. 주님은 이 창조의 원리 가운데 있는 인체의 본질을 존중하면서 치료하는 의원이시라는 겁니다.

'주님, 저를 당신의 손으로 써 주십시오.'

저는 처음 의사가 되었을 때처럼 기도하며 이 책을 썼습니다. 많은 암 환자들이 암으로 인해 힘들고 고통스럽더라도 이겨 낼 수 있다는 희망을 품길 소원합니다. 암에 왕도는 없어도, 찬찬히 걸어 희망으로 가는 왕도는 열려 있습니다. 이 책을 벗 삼아 보다 의미 있는 치료를 하고, 오래오래 건강하며 행복하길 기원합니다.

이병욱

CONTENTS

4 생은 결국 마음에 달렸다

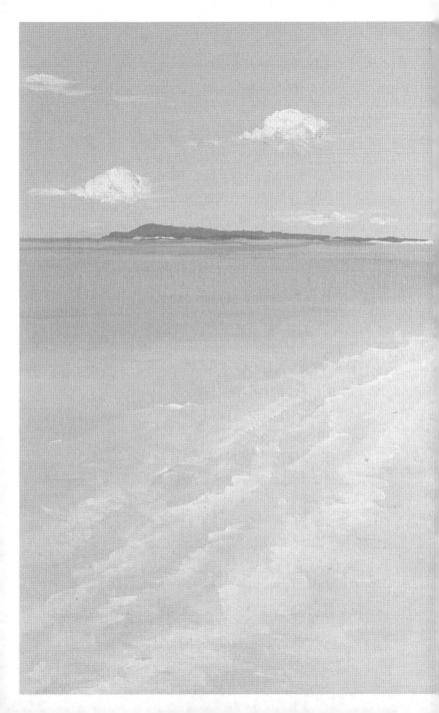

1

사랑받지 못한 세포들의 반란

암은 대체 왜 생기는 걸까요?

많은 사람이 암을 공포의 질병이라고 생각하지만, 암은 결코 죽을병이 아닙니다.

저는 암을 '사랑받지 못한 세포들의 반란'이라고 부릅니다. 우리 몸에는 약 70~100조 개의 세포가 있는데, 처음에는 암세포도 여기에 포함되는 정상적인 세포였기 때문입니다. 인간의 마음속에 이타적인 면이 있듯이, 세포들도 너무 많이 생성되었거나 돌연변이가 일어났다면 조직을 위해 스스로 죽음을 택합니다. 이를 '세포의 자연 사멸apoptosis'이라고 부르는데, 간혹 변형되었음에도 죽지 않는 세포가 있습니다. 그게 바로 암세포입니다.

흔히 종양은 악성 종양과 양성 종양 두 종류로 나눕니다. 이 중 악성 종양인 암세포는 정상적인 세포와 달리 우툴두툴하며, 단단하고, 모양이 일정치 않은 데다, 보기에 흉측하기까지 합니다. 수술하다 보면 암세포가 있는 부분은 메스가 잘 들어가지 않습니다. 칼끝을 통해 딱딱하게 굳은 세포가 느껴지면 가슴이 다소 서늘해지곤 했습니다.

암세포는 한번 생기면 그 기세를 몰아 확장하기에 걷잡기 어렵습니다. 다른 세포로 갈 영양분을 다 빼앗아 정상 세포들보다 엄청 빠르게 증식하기 때문이지요. 환자가 암을 견디지 못해 죽으면 결국 자신도 죽을 수밖에 없지만, 그런 것도 모르는 어리석고 탐욕스러운 세포, 조직들입니다.

그 탐욕이 다른 곳으로 옮아가는 게 이른바 '전이'입니다. 암세포는 생기는 순간부터 자신의 세를 불릴 욕심으로 가득 차 있어서, 처음 생긴 곳과는 전혀 다른 위치로 선발대를 보냅니다. 그리고 자신을 키워가면서 새로 점령한 곳에도 암세포가 자랄 수 있는 환경을 만든 다음, 그곳에서도 탐욕스럽게 번식하고 확장합니다. 온몸으로 뻗어갈 수 있는 요충지인 혈관과 림프절부터 시작해 다른 장기로 전이하여 세력을 넓혀가는 겁니다. 뇌암, 피부암, 후두암, 식도암, 갑상선암, 폐암, 상피세포암 등, 암세포는 손톱이나 머리카락, 치아 같은 곳만 제외하고 우리 몸 어디서든 자랄 수 있습니다.

서양에서 암을 부르는 'cancer'란 단어는 'karknos'라는 그리스어에서 유래한 이름인데, 게crab와 궤양ulcer이 합쳐진 이름입니다. 알다시피, 게는 한번 물면 놓지 않지요. 죽어야만 끝나는 암의 속성과 닮았습니다. 또 표면이 거칠고 딱딱하며 울퉁불퉁한 점이나, 옆으로만 걷는 게처럼 암의 성장 역시 정상적이지 않다는 점도 닮았습니다.

암에 대한 동양인의 생각도 서양인과 크게 다르지 않은 것 같습니다. '암癌'이란 글자만 봐도 그렇지요. 글자를 풀어보면, 잘못된 입이 산처럼 많다는 뜻임을 알 수 있습니다. 癌=病+品+山. 글자 그대로 풀이하자면 '잘못된 입이 산처럼 누적되어 생기는 병'이란 뜻이 됩니다.

잘못된 입이란 크게 세 가지 정도로 나눌 수 있습니다. 첫 번째 잘못된 입은 입으로 먹은 음식들입니다. 즉 과음이나 과식, 술과 담배, 너무 탔거나 맵고 짜고 시고 뜨거운 것 등이지요. 두 번째 입은 스트레스로 인하여 잘못된 입, 즉 평소의 언어 습관입니다. 암은 사연으로 작동되는 병이기도 합니다. 그래서 최근 7년 사이에 환자가 이기지 못할 큰일을 겪었다면 암을 부를 수도 있습니다. 사랑하는 사람과의 이별이나 사별, 이혼, 사업 실패, 소송 등을 겪게 되면 불평, 미움, 질투, 증오, 분노, 우울과 같은 나쁜 감정과 언어를 뱉는 입이 됩니다. 세 번째 입은 평소에 기쁨과 감사가 없는, 행복하지 않은 입입니다. 웃음도 눈물도 없는, 감정이 메말라버린 영혼의 입입니다.

결론적으로 보자면 서양식 사고든 동양식 사고든 암은 생활과 관련 깊은 질병이라는 점을 알 수 있습니다. 탐욕과 무절제, 방관, 오만이 결합한, 나약한 인간이 잘 걸릴 수 있는 '너무나 인간적인' 병이 바로 암이라고 할 수 있습니다.

그렇다면 암은 왜 걸리는 걸까요? 현재로서는 암을 유발하는 원인을 간단히 말하기에는 어려운 부분이 많습니다. 암을 유발하는 요인이 한 가지가 아니라는 뜻입니다. 음식으로 섭취하는 발암 물질이 축적되거나, 자동차 매연이나 미세먼지 같은 오염된 공기를 많이 들이마시거나, 도무지 극복하기 어려운 극심한 스트레스를 받거나, 암에 잘 걸리는 유전적인 요소가 있다든가 하는 등의 복합적 요소들이 합쳐져 암을 유발합니다. 특정 원인이 있다기보다는 여태까지 살아온 과정에서 유발된 여러 나쁜 요소가 결합한 일종의 '종합 선물 세트'가 바로 암이 되는 셈이지요.

오랜 시간 암 환자들을 보며 특이한 사실을 하나 접했습니다. 암 환자 중에는 최근 7년 사이에 감당하기 힘든 큰 사건을 겪은 사람이 많았다는 사실입니다. 남편이나 아내가 암에 걸려서 간병했거나, 사별이나 이혼으로 배우자와 이별했거나, 사업에 실패하거나 실직하는 등 극심한 스트레스를 경험한 경우가 많았습니다. 상식적으로 생각해도 분노, 슬픔, 저주 같은 감정을 마음 한구석에 겹겹이 쌓아놓고 살면 병이 안 생길 수 없을 것입니다. 위궤양이나 수면 장애, 화병火病 등 각종 질환에 시달리게 되며, 몸과 마음에 끊임없이 스트레스를 받으면서 면역력도 떨어져 가벼운 감기조차도 자주 걸리게 됩니다.

어느 날 문득 이런 생각이 들었습니다. 늘 긴장과 스트레스로 가득 차 행복하지 않은 삶이 분노와 원망의 마음을 낳은 게 아닐까 하고요. 그 마음이 또다시 사랑받지 못한 세포, 즉 암세포를 만들어 낸 건 아닐까요? 암에 왜 걸리는지 이유를 알면 자연히 그 치료 방법도 알게 됩니다. 따라서 암을 치료하려면 의학적인 치료에 앞서 지난 삶을 반성하고 벗어나 새로운 삶을 시작하려는 자세가 마련되어야 할 겁니다. 삶을 고쳐야 암을 고칠 수 있습니다. 어떤 경우에든 잊지 않아야 할 점은, 입과 그 입이 상징하는 욕심을 잘 다스려야 한다는 사실입니다.

암은 힘든 질병임은 틀림없습니다. 하지만 암을 잘 달랠 수 있다면, 암에 걸리기 전만큼은 아니더라도 충분히 행복하고 의미 있게 살 수 있습니다. "내 몸을 사랑하지 않고 너무 혹사시켰구나! 내가 내 정신을 너무 황폐하게 했구나!" 지난날을 뼈저리게 반성하는 바로 이 순간이야말로 진짜 치료가 시작되는 시점입니다.

암을 어떻게 대해야 할까요?

세상을 살다 보면 원하든 원하지 않든 공존의 지혜를 깨닫게 됩니다. 친구뿐만 아니라 적과도 어울려야 할 때가 있는 것처럼, 어느 날 갑자기 찾아온 질병과도 함께 살아가는 법을 배워야 하지요. 질병이 없는 사회란 과거에도 없었고, 현재에도 없고, 미래에도 없을 것입니다.

어느 날 난데없이 집에 강도가 들었다고 가정해 봅시다. "그냥 다 가지고 가세요!" 하며 순순히 모든 걸 내줘 버리면 몸을 다칠 일은 없겠지요. 마찬가지로 암이 찾아왔을 때도 대항하기보다 순순히 달래고 지혜롭게 대응하면 목숨을 지킬 수 있습니다. 물론 암이 별로 달갑지 않은 손님임은 틀림없습니다. 하지만 그렇다고 해서 무작정 쫓아내 버리면 '과연 순순히 내 몸에서 나갈까?' '혹시 나가면서 난동을 부리고 가지는 않을까?' 하고 한번 생각해 봐야 할 문제입니다.

암은 한 가지 원인에 의해 생기는 질환이 아닌 만큼, 치료 방법도 한 가지만 있을 수는 없습니다. 암을 몰아내겠다며 암세포 자체만 공격하기도 어렵지만, 그런 식으로는 치료에 실패할 확률이 높습니다. 손에 든 무기가 강력하면 강력할수록 부작용이 커지는 것도 당연합니다. 암 환자 중에서는 항암 치료를 하는 과정에서 얻은 각종 부작용과 그로 인한 합병증으로 사망한 사람 많다는 사실을 무시해서는 안 됩니다.

심지어 암을 몰아내기 위해 의사들이 쓸 수 있는 무기는 한정되어 있습니다. 우선 메스로 암세포와 주변 조직, 림프절까지 제거합니다. 암세포가 퍼진 부분이 너무 넓거나 많을 때는 항암제 치료를 합니다. 나머지는 암세포의 전이를 막거나 암세포 자체를 파괴하기 위해 특정 부위에 방사선을 조사照射하는 것이 전부입니다.

그러나 이 방법만으로는 암의 기세를 완전히 꺾을 수 없습니다. 아주 초기일 때와 악성 지방종 같은 특정 암일 경우 수술로 완치됩니다. 그러나 대부분 수술로 제거한다고 해도 어느새 다른 조직으로 전이되어 있곤 합니다. 만약 림프절로 전이되면 수술은 별 도움이 되지 못하기도 합니다.

위나 췌장, 소장 등에 암에 생겼을 때는 암이 생긴 부분이나 장기 전체를 다 절제합니다. 하지만 여러 장기를 잘라내면 그만큼 환자에게는 수술 후 여생에 불편함이 있을 수밖에 없겠지요. 그렇다고 약물 치료를 하게 되면, 암세포 한 개를 죽이기 위해 10만 개의 정상 세포를 죽이는 셈이라 면역력이 극도로 떨어집니다. 참으로 손해가 막심한 방어책이 아닐 수 없습니다.

방사선 치료 역시 정확하게 암세포만을 겨냥해서 방사선을 조사할 수 없기 때문에 수술이나 약물 치료에 비하면 극히 제한적입니다. 그러다 보니 부위가 상대적으로 넓어질 수밖에 없는데, 방사선을 조사한 조직은 섬유화가 일어나서 괴사하거나 단단하게 굳어버립니다.

이런 사실들을 고려해 보았을 때, 암을 효과적으로 치료하기 위해서는 수술, 항암제, 방사선 치료의 효과도 중요하지만, 그에 못지않은 부작용도 고려해야 합니다. 암세포를 죽이기 위해 결사적으로 노력하기보다는 환자의 면역력을 높여 암을 버텨내게 하는 게 삶의 질을 높이는 데 더 효과적일 수 있다는 겁니다.

"암을 손님처럼 잘 대접하세요. 손님은 언젠가 가는 분입니다."

암에 걸린 환자들이 찾아오면 우선 강도를 몰아내듯 몽둥이를 들고 나가지 말고, 불청객이지만 반가운 손님처럼 잘 대접하라고 말합니다. 암과 맞서려고 하기보다는 이미 암이 깃든 내 몸을 잘 보살피자는 겁니다. 그러면 암도 언젠가는 손님처럼 떠날 겁니다. 이렇게 암을 손님처럼 대접하는 방법으로 치료하는 게 요즘 각광 받는 보완통합의학적 면역치료입니다.

보완통합의학의 핵심은 기존의 의학적 치료를 통해 암의 활동을 최대한으로 억제하고, 동시에 인간이 기본적으로 가진 면역력을 키워서 암을 더 잘 견디게 하자는 것입니다. 암세포 자체를 없애는 데 치료의 목적을 두는 게 아니라, 암세포를 가진 환자의 삶의 질을 향상하는 데에 목적을 둡니다.

보완통합의학은 언뜻 현대 의학을 부정하는 듯한 뉘앙스를 풍기기도 합니다. 또한, 이 방법 저 방법 다 쓰다 보면 치료비가 늘어나지 않느냐는 의심을 사기도 하지요. 그러나 대안을 찾아간다는 말은, 암을 치료하는 데 있어서 현대 의학의 한계를 겸손하게 받아들이고 인체의 신비를 인정한다는 자세가 바탕에 깔린 겁니다. 이런 의미에서 보완통합의학이란 길이 없다면 돌아가거나 새로운 길을 만들어서 질러가는 것과 같다고 볼 수 있습니다.

몸에 암세포가 있더라도 건강한 세포의 힘이 강하면 충분히 암세포를 억제할 수 있습니다. 이런 방법으로 암세포가 더 이상 내 몸에서 활개 치지 못하도록 한다면 가장 이상적인 치료법이라 할 수 있겠지요. 동시에 그것만으로도 수명을 늘리는 데 의미 있는 치료가 될 수 있습니다. 암에 왕도는 없어도, 찬찬히 걸어 희망으로 가는 암 극복의 정석은 열려 있습니다.

보완통합의학은 비쌀 거 같아요

이미 전 세계적으로 보완통합의학 바람이 불고 있습니다. 현대 의학은 엄청난 발전을 이루었음에도 불구하고 에이즈나 당뇨병과 같은 만성병과 암에 대한 해결책을 내놓지 못하고 있습니다. 이에 대한 대안으로 어떻게 하면 암과 만성병에서 인간을 회복시켜 더 건강하고 행복하게 할 수 있을까 고민한 결과가 바로 보완통합의학입니다.

보완통합의학은 기존의 의학을 바탕에 두고 출발하지만, 아이러니하게도 현대 의학의 한계를 새로운 출발점으로 삼고 있다는 점이 의미 있습니다. 즉, 보완통합의학은 현대 의학의 지식을 공유하고 있으며, 결코 현대 의학을 부정하지 않는다는 뜻입니다. 만약 암 환자가 보완통합의학 치료를 선택해도, 그 선택이 현대 의학의 범주를 벗어나지 않습니다.

수술과 같은 기존의 의학적 치료는, 만약 다른 장기로 전이가 전혀 일어나지 않은 1기 암이면 좋은 결과를 얻을 수 있습니다. 또한, 림프절 등에 전이되기 시작하는 2기 정도의 암도 수술, 항암 치료, 화학약물 치료 등으로 좋은 결과를 볼

암 치료의 정석

수 있곤 합니다. 하지만 다른 조직에 깊이 침습했거나, 림프절에 조금 더 확장된 3기나, 특히 원격전이distant metastasis된 4기 암이 되면 더 이상 손을 쓸 수 없는 경우가 많습니다. 보완통합의학 치료는 이와 같이 기존의 의학 치료가 힘을 못 쓰는 3·4기 환자가 찾는다고 아는 사람들이 많습니다. 흔히 치료를 하다 하다 안 돼서 선택하는 치료법이라고 생각합니다. 잘못 알려진 정보이지요.

실제 제 환자는 4기가 많습니다. 그것도 재발한 4기 환자들이지요. 이 환자들의 경우 다른 곳에서 딱히 더 할 것이 없다고 포기한 환자들입니다. 받을 수 있는 치료가 없기 때문에, 마지막이라는 절박한 심정으로 저를 찾아오는 경우가 대부분입니다. 그러다 보니 당연히 더 이상 손 쓸 틈조차 없는 환자도 분명 있었습니다. 그런 환자를 볼 때마다 좀 더 일찍 왔더라면… 하는 안타까운 마음이 들곤 하여 가슴이 아픕니다.

모 재벌의 창업주였던 분이 바로 이런 케이스였습니다. 그분의 경우 지인이 2년 전부터 저를 소개했으나, 거의 거동할 수 없는 지경에 이르러서야 저를 만나러 왔습니다. 대학병원에서 1~2주 정도 남았다는 이야기를 들은 후였습니다. 저는 안타까운 마음에 포기하지 않고 최선을 다해 치료했고, 그분은 1~2주가 아니라 5개월 정도를 더 버텨냈습니다.

하지만 제 환자 중에는 암 말기, 즉 4기라 하더라도 놀라운 경과를 보이는 사람도 많습니다. 암 판정을 받자마자 처음부터 제게 가장 먼저 온 환자가 있었습니다. 이런 경우 저는 다른 의사들과 협진해서 환자를 치료합니다. 수술이 필요한 환자는 어디에서 수술하는 게 좋을지 조언해 주고, 필요하면 수술 전에 병원에 가서 담당 의사를 만나도록 합니다. 항암 치료가 필요한 경우 역시 마찬가지입니다. 다른 병원에서 항암 치료를 하도록 하고, 면역력을 증강시키는 치료를 더합니다.

이처럼 암은 조기에 치료 방향을 '잘' 잡아야 합니다. 재발하면 그때부터는 의사들도 '좀 어렵다'고 표현하게 됩니다. 재발 환자들 본인은 보호자에게도 말하지 않지만, 비슷한 감정들을 느낍니다. 이제 생이 수직 낙하하는 길만 남았다며 절망합니다. 그래서 제가 생각하는 '암을 치료하는 가장 좋은 방법'은 암이라고 확진을 받는 순간 의학적 치료와 보완통합의학적 치료를 꼭 함께하는 것입니다.

하지만 우리나라 여건상 다른 병원과의 연계가 쉬운 일은 아닙니다. 그러나 제 환자가 어떤 치료를 받고 있고, 현재 어떤 상태인지 저는 충분히 알 수 있습니다. 환자의 상태를 봐 가며 항암 치료의 속도나 양을 조절하도록 도와주는데, 이때 환자의 선택이 중요합니다. 담당 의사에게 제가 직접 연락해서 "이 환자의 경우에는 치료를 이렇게 했으면 좋겠다"고 의견을 나누기도 합니다만 모든 환자에게 이렇게 할 수는 없습니다. 두 의사의 견해를 종합적으로 들은 후에 환자와 보호자가 스스로 선택해야 합니다.

어떤 환자는 이미 항암제를 5~6번 바꾸어 가며 기존 치료를 넘치게 받아서 보완통합의학적 치료만 받기도 합니다. 제 환자 중에는 보완통합의학 치료만 받아도 될 것 같다는 확신을 가진 환자도 있고, 수술이나 항암 치료가 고통스러워 못 받겠다는 환자도 있습니다. 또, 어떤 경우에는 수술이나 항암 치료조차 어려운 환자도 있습니다. 수술이나 항암 치료를 할 만한 체력이 안 되는 경우, 항암 치료나 수술을 두려워하는 경우, 수혈을 받지 못하는 경우 등 이유는 다양합니다.

고통스러운 항암 치료를 하면서 1년을 버틸 것인지, 항암 치료 없이 좀 더 편하지만 상대적으로 짧게 살 것인지(하지만 길게 살 수도 있지요), 어렵게 수술을 해서 1년 정도 버틸 것인지, 수술 없이 7~8개월 혹은 그 이상을 살 것인지는 전적으로 환자가 선택할 일입니다.

삶의 질을 선택하는 일은 단순하게 고통 없이 짧게 살 것인가, 고통받으며 길게 살 것인가를 선택하는 게 아닙니다. 한 달을 살더라도 스스로 의지로 살고 싶고, 의미 있는 삶을 찾아야 한다고 생각하는 사람도 있기 때문입니다. 초기에 발견된 경우라면 이런 고민이 덜한 편입니다. 그러나 한 군데 이상 전이된 경우라면 상황이 조금 달라지지요. 치료 이후의 결과를 생각해 보고, 보다 신중한 판단을 내려야 합니다.

다만, 치료에 있어 삶의 질은 생존율보다 더 우선으로 고려해야 할 문제라고 생각합니다. 오래 사는 것도 중요하지만, 인간의 존엄성을 지키며 충분히 인간다운 삶을 사는 게 더 중요할 수 있기 때문이지요. 얼마나 사느냐에 급급하지 않으면 삶의 질을 고려하여 보다 다양한 치료, 보다 많은 대안이 생길 수도 있습니다. 그리고 이렇게 치료하다 보면 오히려 더 오래 사는 경우도 생기지요. 어차피 모든 치료의 궁극적 목적은 좀 더 오래 살면서 동시에 생존하고 있을 때만이라도 인간다운 삶을 행복하게 사는 것입니다.

제 진료실을 찾는 분들 중에는, 기존 치료와 보완의학적인 치료를 함께 받으면 치료비가 두 배로 들지 않을까 걱정하는 분들도 많습니다. 하지만 결론적으로 따져보자면 치료비가 더 드는 건 아니라고 할 수 있습니다. 치료 자체가 빨리 끝나는 게 치료가 안 되어 고가의 항암 치료를 한 사이클 더 하는 것보다 전체 치료비는 줄어들겠지요. 또한, 꼭 필요하지 않은 다른 치료를 줄일 수도 있습니다. 전혀 도움이 되지 않는 건강 식품을 복용하는 데 드는 돈으로 적절한 보완통합의학 치료를 받을 수도 있습니다.

히포크라테스는 의술을 아트, 즉 예술이라고 했습니다. 예술의 궁극적인 목적은 감동시키는 것, 마음을 움직이는 것입니다. 의료는 궁극적으로 병 그 자체를 보기보다 병을 가진 환자를 봐야 합니다. 병만 몰아내려고 할 게 아니라, 그 병에 걸린 인간의 치료를 목적으로 삼아야 한다는 말입니다. 히포크라테스가 말한 치료는 육체의 병을 제거하는 게 아니라 인간을 감동시키는 전인全人적 치료입니다.

병으로부터 인간을 지키는 것이 병을 인간에게서 몰아내는 것보다 더 원론적인 의술인 것만은 분명합니다. 그런 면에서 본다면 보완통합의학이 현대 의학보다 예술에 가깝다고 할 수 있을 겁니다. 오늘 당신의 작은 결단이 미래에 분명 좋은 결과를 가져올 것입니다.

수술해도 될까요?

"선생님 암은 도대체 몇 종류나 되나요?" "제가 오래
살 수 있는 확률이 얼마나 되나요?" "암 진행되면 많이 아프
다고 하는데 괜찮을까요?" "갑자기 몸에 확 퍼지면 어떻게
하지요?"

환자들은 자신이 도대체 어떤 암에 걸렸으며, 그 암이
어떤 경과를 보일 것인지 궁금해 합니다. 이럴 때 저는 환자
가 궁금해 하는 것들을 충분히 설명해 준 다음, 이렇게 덧붙
이곤 합니다.

"암은 인간의 모든 장기, 피부, 상피세포 등 살아 있는
조직 어디에서든지 생깁니다. 머리털, 손발톱, 치아를 제외
하면 장기 어디에나 다 생길 수 있고, 심지어 혈액과 뼈에도
생깁니다. 암은 약 270여 종이 있습니다. 생기는 모양이나
크기, 환경 등 모든 게 다 다른 것을 고려하면 세계 인구와
똑같은 70억~100억 가지라고 말할 수 있습니다."

제가 가장 많이 집도했고 우리나라에서 제일 흔하게 발
생하는 암도 위암이기에, 위암을 예로 들어 보겠습니다. 위

암은 환자마다 생기는 위치도 다르고 모양, 크기, 조직분화
도(세포가 분열하고 증식하는 동안 구조나 기능이 변하는 것. 미분
화에 가까울수록 예후가 나쁨), 발생 원인이 모두 달랐습니다.
발생 원인이 다르다면 당연히 치료도 사람마다 달라져야 하
는 게 아닐까요?

획일적인 치료 시스템으로 환자를 치료하는 것은 모순
입니다. 같은 위암이라고 할지라도 그 치료는 환자의 여건에
따라 달라져야만 하겠지요. 환자의 상태, 보호자의 태도, 환
자의 나이, 환자의 의지 등을 충분히 고려하여 환자마다 맞
춤 치료가 되어야 합니다. 사실 치료의 방법을 선택하는 사
람은 의사가 아니라 환자여야 합니다.

"죽으면 죽었지 약물 치료는 더 이상 못하겠습니다. 죽
더라도 편안하게 죽고 싶습니다. 항암 치료하는 거, 이거 사
는 게 아닙니다."

환자 중에 예순을 갓 넘긴 교수님이 있었습니다. 평균
연령에 미뤄보면 요즘 예순은 청춘이나 다를 바 없지만, 그
환자는 욕심을 버렸습니다. 약물 치료의 부작용에 대해서 누
구보다 잘 알고 있었고, 치료로 고통을 겪고 그것으로 인해
또다시 진통제에 의지해서 사느니 차라리 짧게 살더라도 편
안하게 살고 싶다고 말했습니다.

"약물 치료를 하면 이 정도에서는 통상적으로 1년 정도

더 사실 수 있습니다. 약물 치료를 하게 되면 메스꺼움, 구토, 변비, 설사, 탈모, 빈혈 같은 부작용이 올 수 있지만, 하지 않으면 병이 좀 더 빨리 진행되겠지요."

"그래도 저는 약물 치료를 안 하겠습니다. 좀 더 편하게 살다 가고 싶습니다."

"지금은 약물 치료를 안 받는다고 하시지만 나중에 후회할 수도 있어요. 한 번 받아 보고 결정을 내려도 늦지 않습니다."

그 환자는 저의 권유로 약물 치료를 시작했지만, 딱 한 사이클을 받고는 그만두었습니다. 대신 면역력을 키워 암과 공존하는 방법을 선택했습니다. 결과적으로는 그의 선택은 옳았습니다. 환자가 지금 자신의 삶에 만족하기 때문이지요. 그 환자는 3년 가까이 상태가 잘 유지되고 있고, 앞으로도 이대로만 유지된다면 서운하지 않게 사는 셈입니다.

반대로 환자 중 한 명은 수술을 선택했습니다. 당시 그는 이미 간암 4기였는데, 처음 진료실에 들어왔을 때 황달을 넘어 얼굴이 새카맣게 변한 흑달이 와있었습니다. 이미 죽음의 그림자가 드리워져 있었던 거지요. 몇 달 치료를 받으면서 상태가 호전되자 그는 과욕을 부렸습니다.

"선생님, 수술을 해 보겠습니다."

그 환자는 수술을 고집했습니다. 우리나라에서 가장 간

암 치료의 정석

암 수술을 잘한다는 분이 수술이 가능할 것이라고 했고, 그래서 수술 날짜도 잡아 놓았다는 것입니다.

"한 번 더 생각해 보세요. 지금 상태로 수술을 하는 건 의미가 없습니다. 이미 간에만 두 군데 암세포가 있고 크기도 12cm로 상당히 커서 수술이 많이 어렵습니다. 그리고 무엇보다 몸의 상태가 좋지 않아서 수술을 견디기 쉽지 않아 보입니다."

그러나 환자는 수술을 강행했고, 결과는 예상대로였습니다. 개복해 보니 이미 손을 쓸 수 없는 복막암종증 peritoneal carcinomatosis 상태라 암세포가 전이된 림프절만 몇 개 걷어내고 다시 봉합해 버렸습니다. 그 환자는 수술 후 유증으로 몇 개월이나 고생하고, 수술 후 쇠약해진 몸을 추스르지 못해 크게 고생했습니다. 뒤늦게 '수술을 하지 말라고 말릴 때 말을 듣는 건데…'라며 후회했지만 이미 엎질러진 물이었습니다.

어떤 관점으로 보면, 인체의 면역 방어막을 인위적으로 깨뜨리는 가장 극단적인 방법이 바로 수술입니다. 하지만 만약 인체의 방어막을 깨뜨리더라도 수술을 함으로써 얻게 되는 이익이 더 크다면 수술을 강행하는 게 맞을지도 모릅니다. 하지만 수술 후 조기 사망 등 부작용이 훨씬 클 때는 수술을 포기하는 편이 낫겠지요. 그 환자의 경우에는 수술하는 것과 하지 않는 것이 1 대 99, 혹은 10 대 90 정도로 수술을 하지 않는 편이 나아 보였지만 욕심을 부린 것입니다. 얼마나 살고 싶었을지, 그 마음이 이해가 가기에 더 안타까웠습니다.

암 치료를 하다 보면 참 어려운 선택의 문제에 직면할 때가 많습니다. 그럴 때 기준이 되는 것은 의사든 환자든 '겸손함'입니다. 수술을 잘할 것이라는 의사의 오만, 오래 살고 싶다는 환자의 욕심이 가끔 화를 부르기도 합니다. 반면에 주어진 대로 최선을 다해 감사하고 남은 시간을 성실하게 살겠다는 겸손함은 복이 되기도 합니다.

선택의 순간에는 누구나 과욕을 떨쳐버리고 경계해야 합니다. 결코 쉬운 일은 아닙니다. 하지만 잘못된 선택으로 인해 치르는 대가가 너무나 크기 때문에 신중에 신중을 기해야 합니다.

수치가 자꾸 떨어져요

　암 환자들 10명 중 9명은 수치에 예민합니다. 아니, 대
부분의 암 환자는 수치에 일희일비합니다. 환자를 진료하며
차트를 보고 있으면, 10명 중 9명은 이렇게 묻곤 했습니다.
　"선생님, 오늘 어때요?"
　"네, 아주 좋습니다."
　"수치가 어떻게 나왔는데요?"
　말 그대로 '아주 좋다'고 알면 되는데, 정확한 수치가
어떤지까지 묻는 환자나 보호자가 상당히 많았습니다.
　현대 의학의 가장 큰 맹점은 수량화 혹은 정량화의 틀
에 가둘 수 없는 인체를 숫자나 컴퓨터로 분석하는 것에 의
존한다는 점입니다. 예를 들어, 정상 간 수치GOT/GPT가 40
이하인데 42가 나왔다고 생각해 봅시다. 분명 정상에서 벗
어난 수치이기는 합니다. 그렇다고 해서 환자에게 "간 수치
가 정상보다 높습니다"라고 말하면, 불안감이 커지고 마치
간이 비정상인 것처럼 느낄 수도 있습니다. 다음 검사 때까
지 그 불안감을 떨쳐버리기도 힘들지요.

현대 의학의 관점에서 봤을 때 간 수치가 40이 넘어가면 분명 정상은 아닙니다. 그러나 보완통합의학은 그것을 반드시 비정상이라고만 보지 말자는 시각을 취합니다. 치료가 잘되는 경우와 잘되지 않는 경우에서의 42라는 수치의 의미는 분명히 다르기 때문입니다.

만약 기존의 간 수치가 47이나 45였는데 42로 내려갔다면 정상으로 봐도 무리가 없습니다. 반면에 기존의 간 수치가 36~37 정도였다가 갑자기 40으로 올랐다면, 정상의 범위 안이지만 반드시 원인을 따져봐야 하는 겁니다. 어떤 관점에서 보면 의학은 일종의 해석학이라고 할 수 있습니다. 의학적으로 어떤 상황이냐를 고려해 보면 수치의 해석도 달라질 수 있습니다.

복수가 차는 증상도 환자들이 생각하는 것과 전혀 다르게 해석할 수 있습니다. 복수가 차면 환자들은 불안감을 느끼고, 마치 자신의 병세가 말기가 된 것처럼 낙담하기도 합니다. 심지어 '이제 죽기만을 기다려야 하는구나' 하고 극단적으로 해석할 수도 있습니다. 그러나 복수가 차는 증상은 영양 상태의 문제로 인해서 알부민이 떨어지면서, 체내 수분을 체외로 배출하는 것이 원활하지 않아져 나타나는 현상일 수도 있습니다. 또는 암 자체나 복막 암종증으로 인해서 복수가 찰 수도 있습니다.

복수가 찬다는 것은 어떤 관점에서 보면 환자의 생명을 지키기 위해서 인체가 회복되는 과정에서 나타나는 신체의 체계적이면서 세밀한 방어 전략일 수도 있습니다. 복수를 결과로만 보지 말고 인체가 회복되는 과정으로 해석한다면 환자는 스트레스를 덜 받을 수 있습니다. 우리 인체에 복수나 흉수 등의 완충액이 없다면 내부 장기는 더 많은 타격을 입을 수도 있기 때문입니다.

그렇기 때문에 환자에게 복수가 찬 사실에 대한 공포감을 심어주기보다는, 자신의 몸을 지키기 위한 신체의 완충 작용이자 몸이 회복되기 위한 과정에서 나타나는 생리·병리적 현상임을 설명하며 격려하는 게 바람직한 조치라고 생각합니다.

앞에서 언급한 간 수치 이야기도 같습니다. 간 수치가 40을 넘었다고 해서, "간 수치가 정상치를 벗어나서 높네요"라며 직설적으로 말하기보다는 "요즘 피곤한 일 있으셨어요? 휴식을 잘 취하세요"라고 위로하듯 말하는 게 낫습니다. 또한, 간에 효과적인 내복약을 처방해 주면서 다음 진료 때는 건강한 모습으로 보자고 말한다면 좋겠지요.

간혹 문제는 환자와 보호자들에게서 생기기도 합니다. 가끔 부주의하게 말하는 의사가 있기는 하지만, 대부분 환자나 보호자들은 의사의 말을 잘 믿습니다. 하지만 괜찮다는 의사의 말에도 여전히 걱정을 떨치지 못하는 분들도 있습니다. 이들은 크게 걱정하지 말라는 의사의 말을 위로하기 위해서 하는 말이라고 지레짐작합니다. 그들의 머릿속에 복수가 찼다는 사실은 무조건 위험한 증세라는 고정관념이 있기 때문입니다.

이렇게 한 가지 생각에 사로잡힌 환자나 보호자를 위해서, 의사들도 좀 더 친절하고 자세히 환자의 병세를 잘 설명할 필요가 있습니다. 의사가 잘 설명한다면, 환자가 필요 이상의 공포심을 갖지 않을 수 있습니다.

암 치료와 재발 방지는 수치와의 싸움이 아닙니다. 숫자에 연연할 필요가 없지요. 몸 상태가 좋거나 나쁜 건 환자 자신이 먼저 느끼고 있습니다. 그런데 꼭 검사 결과지의 수치만 알게 되면 그 숫자의 높낮이에 따라 몸 상태도 달라지는 것 같습니다. 수치가 정상 범주 안으로 나오면 괜히 몸 상태도 좋은 것 같고, 수치가 나쁘게 나오면 실제 몸 상태가 그렇게 나쁘지 않은데도 나쁜 것 같은 불안감을 느낍니다.

암 치료는 하루 이틀 만에 끝나는 치료는 아닙니다. 한 번의 검사 수치에 연연하게 되면 계속되는 검사로 인해 많은 스트레스를 받게 되고, 검사 때마다 마음이 불편하여 환자나 보호자 모두가 힘들 수 있습니다. 만약 수치가 좋게 나온다면 며칠 동안 행복하지만, 반대로 조금만 나쁘게 나오면 몇 주 동안 불안함을 떨치기 어려워지지요. 따라서 수치에 집착하는 마음은 버리고 반드시 좋아진다는 자신감과 긍정적인 마음으로 투병하는 게 바람직합니다.

오늘부터 수치는 중요하지 않다고 생각하십시오. 수치에 연연하지 않는 당신을 발견했다면 이미 암 재발로부터 멀어지는 삶으로 걸어가고 있는 겁니다.

제가 살 수 있을까요?

　　진료실 문을 열고 들어오는 초진 환자들의 얼굴을 보면, 할 수만 있다면 빨리 암이라는 굴레에서 벗어나서 자유롭고 싶다는 마음이 느껴집니다. 누구보다 열심히 일상을 살아가다 어느 날 갑자기 암이라는 진단을 받게 되면, 짧은 시간에 마음을 다잡기 어렵습니다. 너무 서러운 나머지 울어서 얼굴이 퉁퉁 부었거나, 근심 걱정과 불안이 가득한 얼굴입니다. 환자와 함께 들어오는 보호자들도 누구 하나 여유 있어 보이는 사람이 없습니다.

　　"선생님, 저 이래 가지고 살겠습니까?"

　　"그럼 사시지 않고요?"

　　제 환자들은 몇 번이나 지푸라기를 잡았다가 놓친 사람들이 대부분이다 보니, 그들에게 있어서 저는 마지막 지푸라기나 다름없습니다. 이렇게 찾아오는 환자들은 더 이상 기존의 치료로 자신의 암을 완치시킬 수 없다고 생각하는 사람들이 대부분입니다.

　　의학적 지식을 바탕으로 그렇게 판단한 경우도 있지만,

대부분은 치료에 실패한 경험 때문에 그렇게 생각합니다. 암 진단을 받은 이후 수술, 항암 화학 요법, 방사선 치료로 열심히 투병했지만 병세가 더 깊어지거나 호전되지 않은 경우입니다. 주로 제가 쓴 책이나 강연, 방송을 보고 오시거나, 저에게 치료받은 기존 환자들의 소개로 찾아오기도 합니다.

그런데 이들 중에는 재발해서 찾아오는 환자도 많습니다. 암이란 병은 안타깝게도 재발 확률이 높은 병입니다. 할 수 있는 모든 치료를 한 뒤 나름대로 완벽한 치료라고 생각했는데도 몇 개월 내에, 혹은 몇 년 뒤에 재발하는 경우가 종종 있습니다.

재발하게 되면 이미 암 치료를 경험해 본 사람들은 극도의 불안감과 절망감을 느끼게 됩니다. 간혹 모르는 게 약이 되는 경우가 있습니다. 암 재발 환자들에게 딱 맞는 말입니다. 이미 항암의 고통을 경험해 봐서 더욱 절망하게 되고, 치료 경험이 있다 보니 환자 스스로 반쯤은 의사가 되어 '나는 몇 년을 더 살고, 내가 살 확률은 몇 퍼센트'라고 섣부르게 단정하곤 합니다.

"지금 속으로 오래 살아야 6개월이라고 생각하시죠? '나는 예외다!'라고 생각하세요. 제 환자 중에 석 달 산다고 한 분이 있는데, 그 석 달 만에 다시 직장에 복귀해서 3년을 살고 계십니다. 암은 그 누구도 모른다는 게 정답이에요."

환자가 제 말에 반신반의하면, 저는 이렇게 따라 하게 합니다.

"나는 낫습니다. 이런 병쯤이야 이겨 낼 수 있습니다. 나는 결코 암 환자가 아닙니다. 내 몸에 잠시 연약함이 있을 뿐입니다. 나는 예외다! 나는 살 수 있다! 나를 사랑하시는 저 하늘께서 나를 고쳐 주십니다. 나는 참 행복한 사람입니다. 하늘이여 감사합니다. 나는 꼭 나을 것입니다!"

암 치료란 어떻게 보면 단순한 원리일지도 모릅니다. 몸이 암을 버티면 버티는 만큼 생존하게 되고, 삶의 질 또한 높아집니다. 반대로 몸이 버티지 못하면 힘들어지겠지요. 생生과 사死는 언제나 평행선상에 있습니다. 생과 사를 가르는 눈금은 고정되어 있지 않고, 저울추처럼 언제나 어디로든지 움직일 수 있습니다. 투병할 때 가장 큰 힘이 되는 건 '나는 예외다'라는 확고한 믿음입니다. 흔히 말하는 '몇 년 생존율'이란 건 실제 각각의 환자에게는 치료 과정에 있어서 무의미합니다.

마지막 희망을 가지고 저에게 온 환자들은 "환자가 어떻게 노력하느냐에 따라 결과가 다를 수 있습니다. 노력한 만큼 암 재발을 극복하고 잘 살 수 있습니다"라는 제 말을 듣고는 얼굴이 환하게 밝아져서 진료실을 나섭니다.

실제로 암은 어떻게 보면 좋은 선택과 방향성을 가지고

최선을 다해 노력한다면 노력한 만큼 좋은 결과가 나타나는 질병이 맞습니다. 어느 날 갑자기 교통사고로 죽거나 또 다른 어이없는 사고를 당해 죽을 수도 있습니다. 그에 비하면 암은 환자에게 죽음에 대비할 시간이 주어집니다. 열심히 치료받고, 열심히 운동하고, 잘 먹고, 잘 자며, 마음을 비우면 어떤 상황에서든 충분히 오래 살 수 있습니다.

"암에 걸렸지만 나는 산다! 암에 걸렸지만 나는 예외다! 다른 사람은 다 죽더라도 나는 살아 낸다!"

자기 암시를 강하게 하고 희망적인 마음을 가져야, 암이라는 절망의 수렁에 빠진 자신을 건져 올릴 수 있습니다.

암 치료를 위한 가장 좋은 방법은 뭘까요

인간의 몸은 인간 스스로도 전부 알지 못하는 메커니즘으로 이루어져 있습니다. 206개의 뼈가 1톤가량의 충격을 흡수할 수 있으며, 망막의 1억3천만 개의 세포는 세상 그 어떤 카메라도 흉내 낼 수 없는 다양한 상을 포착해 줍니다. 1.4kg밖에 안 되는 작디 작은 뇌 속에는 5백억 개의 신경세포가 하나의 소우주小宇宙를 형성하고 있고, 하루에 10만 번 이상 펄떡펄떡 뛰는 심장도 있습니다. 20평 규모 아파트 넓이를 축소한 듯한 폐와 모든 노폐물을 정화하여 우리 몸이 정상적으로 작동하도록 도와주는 신장도 있지요.

인간이라는 생명이 살아 있는 것은 그 자체가 신비하고 기적입니다. 인간의 육신이 죽어서 남기는 것은 비누 서너 장을 만들 수 있는 지방과 코크스cokes(구멍이 많은 고체 탄소 연료), 그리고 성냥개비 몇 개를 만들 수 있는 황黃뿐이라는 유물론적인 세계관도 있습니다. 그러나 지방이나 코크스, 황과 같은 것들이 인간의 모든 생애를 대변할 수는 없습니다.

인간 생명 기적의 중심에는 생체 방어 기구가 있습니

다. 생체 방어 기구, 즉 면역immunity 체계가 조화롭게 구성되어 있기에 우리 몸에 침투하는 균을 막아내고 건강을 유지할 수 있는 겁니다. 그러나 무엇보다 중요한 점은 인간이 정신과 영혼을 가지고 있다는 것입니다.

따라서 가장 자연스러운 치료 방법은 인간이 가진 본질에 입각한 치료법일 겁니다. 바로 인체가 기본적으로 가진 면역력을 최대한 증강시키는 것입니다. 병증이 가벼울 때는 의학에 의존하기보다는 인간의 자연 치유력을 존중하는 치료가 좋습니다.

감기에 걸리면 저는 물을 많이 마시고, 푹 쉬고, 잘 자고, 과일 채소를 많이 먹고, 마음을 편하게 가지려 하고, 기도합니다. 이렇게 하면 아무리 독한 감기라 하더라도 하루 만에 이겨 내기도 하고, 길어도 며칠을 넘기지 않습니다. 감기는 약을 먹어도 7일 정도면 낫는 병입니다. 약을 먹으나 자연치유에 의지하거나 치료 기간은 동일하다는 뜻입니다.

똑같은 방법을 암을 치료하는 데 적용하면 어떻게 될까요? 몸속에 암세포가 있더라도 암에 걸리기 전과 다름없는 생활을 할 수 있고 수명 또한 연장된다면 암세포가 몸에 있다는 사실이 문제될 게 없습니다. 암세포가 문제를 일으키지 않게 잘 달래어 같이 잘 사는 것은 암과 싸워 이겨 낼 신통한 방법이 없기 때문에 차선책으로 선택하는 방법이기는 합니다. 하지만 그렇게 해서 잘 살아낼 수 있다면 그것도 의미 있는 치료일 겁니다.

공존의 지혜를 익히기 위해서는 갖추어야 할 것이 있습니다. 가장 중요한 것은 너무 조급해하지 말라는 겁니다.

"왜 암을 완전히 없애지 못하나요? 전부 없애 주세요!"

완전히 없앨 수만 있다면, 완전히 없애는 것이 정답입니다. 그래서 암 치료를 위한 첫 번째 방법은 수술이나 화학적 치료를 통해 일차적으로 암세포를 완전히 없애는 겁니다. 수술 후 빠르게 회복하기 위해서는 끊임없이 기도하고, 회복이 빠른 음식을 먹고, 마음을 편안히 먹는 일이 필요합니다.

암 치료를 위한 두 번째 방법은 면역력을 극대화하는 것입니다. 제가 하는 치료의 핵심은 환자가 가진 면역력을 극대화해서 암에 잘 견딜 수 있는 신체를 만드는 것입니다. 그래서 면역력을 높이는 면역증강제를 처방하기도 합니다. 물론 신체뿐만 아니라 정신적인 면을 강화하여 암에 견딜 수 있게 하는 것도 중요합니다. 나는 나을 수 있다는 확신, 스트레칭, 체조, 필라테스 같은 운동, 항암력을 높여주는 식품, 면역력을 증강시키는 약이나 식품, 신앙, 아로마 치료, 웃음 치료, 눈물 치료, 암 가족 치료 등도 치료에 필요하다면 적극적으로 이용할 수 있습니다.

이 중에서 가장 적극적으로 권장하는 건 가족 간의 사

랑과 회복, 그리고 마음의 평화입니다. 이 얘기를 할 때 저는 환자들에게 'JTP'를 하라고 조언하는데, JTP란 기쁨Joyful, 감사Thanks, 기도Pray의 영어 첫 글자만 딴 겁니다. 일상생활에 기뻐하고, 감사하고, 기도하면 암으로 인한 두려움이 없어지고 살아있는 자체가 행복으로 느껴집니다. 아침에 일어나서 오늘도 생명을 주신 것에 감사하고, 맑은 하늘을 볼 수 있어서 감사하고, 신선한 음식을 먹을 수 있어서 감사하고, 내 곁에 가족이 있어서 감사하고, 가족과 함께 대화하고 웃음을 나눌 수 있어서 감사합니다. 모든 일상에서 감사할 것이 많습니다. 이런 삶의 재발견을 통해 진정 소중한 삶이 무엇인지 깨닫게 되면 암에 걸리기 전과 다르게 행복한 삶을 얻을 수 있습니다.

심신이 기쁨을 느끼면 세포가 춤을 춥니다. 그러면 면역력이 저절로 높아지고, 면역력이 높아지면 삶의 질이 높아집니다. 항암 치료를 하다 보면 면역력이 떨어져 감기만 걸려도 목숨이 왔다 갔다 하는 경우가 많은데, 이럴 때 면역력 관리를 잘했다면 덜 아프게 됩니다.

인체가 가진 면역력은 면역증강제로 어느 정도 높일 수도 있습니다. 하지만 궁극적으로는 육체와 영혼의 건강이 밸런스를 이루게 하여 면역 치료를 할 때 가장 극대화된다는 점을 늘 기억하면 좋겠습니다.

성격을 바꿔야 한다고요?

　일반적으로 암은 진행이 빠른 암과 느린 암이 있습니다. 복부의 복막 쪽에 있는 암들은 전반적으로 진행이 빠릅니다. 담낭에서 십이지장으로 가는 길인 담도에 생기는 담도암, 소장의 일부인 십이지장에 생기는 십이지장암, 위의 뒤쪽에 붙어 있는 췌장에 생기는 췌장두부암, 담도와 십이지장이 만나는 부위에 생기는 담도십이지장암, 담도와 췌장관이 만나서 십이지장으로 들어가는 부위에 생기는 바터씨팽대부암Ampulla of Vater cancer 등은 몇 개월에서 1년, 길어도 2년을 채 못 넘길 정도로 진행이 빠른 편입니다. 이 외에도 혈액 암에 속하는 백혈병과 상피세포, 즉 구강의 점막 같은 피부의 가장 바깥쪽에 생기는 상피세포암도 진행이 무척 빠릅니다.
　반면 갑상선암, 유방암, 전립샘 암은 세포의 성격상 암세포가 생겨도 천천히 진행됩니다. 보통 5~10년의 생존율을 보이는데, 관리만 잘한다면 10년 이상도 살 수 있습니다. 빠르지도 느리지도 않고 중간쯤인 암은 신장 암과 뇌종양을 비롯한 뇌암입니다.

그런데 이렇게 생존율을 나타내는 수치는 별 의미가 없습니다. 오히려 중요한 부분을 조기 발견을 했느냐 하지 못했느냐, 그리고 관리를 어떻게 하겠느냐 하는 부분입니다. 이에 따라 결과가 전혀 다르게 나타나기 때문이지요. 가장 좋은 건 암을 조기에 발견하는 겁니다. 차선책은 상황을 받아들이고 남은 시간을 얼마나 알차게 보낼지 고민하는 것입니다.

치유에서 가장 중요한 것은 자신감과 감사하는 마음입니다. 투병에 성공하는 환자들은 다 이유가 있습니다. 보통 장수하는 사람들은 낙천적이고, 의심하지 않으며, 알게 모르게 자연환경의 덕을 봅니다(도시에서 장수하는 사람은 드무니까요). 또한 평소 건강식을 먹으며, 가족과 화목하게 살고 있습니다. 이런 요소들은 투병 중인 사람에게도 그대로 적용됩니다. 투병에 성공하는 사람들은 이런 성향과 환경을 두루 갖추고 있습니다.

오래 살고 싶다면, 가장 시급한 것은 성격을 고치는 일입니다. 타고난 성격은 고칠 수 없다고 말하는 사람이 있을 수도 있지만, 저는 충분히 고칠 수 있다고 생각합니다. 환자들을 통해 그런 경우를 많이 보았기 때문입니다. 만약 타고난 성격을 완전히 고치기 어렵다고 해도, 보완이 가능하니다. 가장 쉽게 보완하는 방법은 신앙을 가지는 것으로, 지금까지와는 전혀 다른 세계관으로 인생을 바꾸는 것입니다. 육신의 죽음보다 더 무서운 것은 영혼의 죽음입니다. 암으로 인해 힘든 나날을 보내고 있지만, 그럼에도 '나는 참 행복한 사람'이라고 깨닫는 영적 평안은 의심과 공포를 몰아내고 낙천적인 성격을 만들어 줍니다.

긍정적인 마음을 가지고 확신과 감사에 차서 최선을 다해 치료를 받는 것과, 늘 불평하고 의심하며 안 될 것 같다는 마음으로 치료를 받는 것은 결과에서 엄청난 차이가 납니다. 치료를 포기하지 않고 계속 받을 수 있으니 감사하고, 먹을 수 있으니 감사하고, 잘 수 있고 쉴 수 있으니 감사하고, 대화와 위로를 건네는 가족이 있음에 감사하고, 대소변을 볼 수 있고 거동할 수 있으니 또 감사하고, 뛰고 운동할 수 있다는 데 감사하다 보면 '나는 참 행복한 사람'이라는 사실을 깨달을 수 있습니다. 자존감이 상승하고 행복해집니다. 바로 그 순간, 치유의 역사가 시작됩니다.

환자patient라는 말의 어원은 인내patience입니다. 환자는 병을 통해 인내하는 사람이란 뜻이지요. 많은 사람이 암에 대해 두려움과 통증을 느낍니다. 그러나 적당한 통증을 느끼는 것은 내 몸이 살아 있다는 반증이므로, 두려워하지 말고 적극적으로 받아들이면 좋습니다. 모든 것을 의학에 맡기고 환자는 아무것도 하지 않으려는 자세는 곤란합니다. 환자 스스로 용기를 내고 인내하며 이겨나가야 합니다.

환자는 마음을 넓게 써야 합니다. 암세포와의 공존의 지혜를 익혀야 합니다. 탐욕으로 뭉친 딱딱한 암세포를 풀어주는 유일한 방법은 용서와 사랑입니다. 환자 스스로 암세포의 존재를 인정하고 내 몸에서 지닐 수 있도록 일정 부분 빌려주는 담대한 공존의 자세가 필요합니다. 암은 밉지만 그렇다고 해서 너무 미워하고 증오하고 스트레스 받으면, 내 몸의 균형이 깨지고 면역력만 떨어지게 됩니다.

작게 손해 보는 것이 크게 손해 보는 것보다 당연히 낫습니다. 내 몸을 괴롭히는 존재와 공존하기는 분명 어려운 일이지만, 크게 욕심 부리지 않고 잘 공존하다 보면 환자 스스로 깨닫는 것도 있을 겁니다. 그 깨달음은 암이 준 선물로, 암에 걸리지 않은 일반인들은 모르는 '생의 기쁨'일 수도 있습니다. 그리고 그 기쁨은 감사하는 마음을 가질 때 얻어집니다.

지금 감사하며 나아갈 수 있다면, 당신의 몸은 이미 암을 이기고 있는 것과 같습니다.

암, 더 이상 남의 얘기가 아닌 것 같아요

외래에서 암 환자들을 진료하다 보면, 과거에 비해 암의 발생 빈도가 더 높다는 것을 피부로 분명히 느낄 수 있습니다. 그렇다면 왜 갈수록 암이 많이 발생하는 걸까요? 곰곰이 생각해 보지 않을 수 없습니다. 그동안 제가 진료하고 치료한 환자들과 한국인들의 전반적인 성향을 바탕으로 꼽아 본 원인으로는 다음의 7가지가 있습니다.

첫째, 거친 식사 습관 때문입니다. 요즘 아침을 먹지 않는 사람들이 많습니다. 또한 조미료와 자극적인 맛으로 범벅된 음식을 사 먹는 경우도 많아졌지요. 불규칙한 식사 습관, 너무도 자극적인 식사, 편식과 과식은 절대 암과 무관하지 않습니다. 주어진 음식에 감사할 겨를도 없이 빠르게 식사해 버리고, 가족과 대화하면서 식사 시간을 즐기기도 어렵습니다. 한 번씩 회식이다 뭐다 해서 밤늦게까지 폭식이나 폭음하는 문화도 암 발생을 조장합니다.

둘째, 먹을거리의 오염도 간과할 수 없습니다. 농약으로 뒤덮인 중국산 재료로 만든 음식이 요즘 우리 식탁의 50%

암 치료의 정석

이상을 차지합니다. 많은 직장인이 이런 음식을 밖에서 사 먹으니 암이 생기지 않을 수가 없겠지요. 간편하다는 이유로 먹는 패스트푸드나, 기술의 발달로 인한 배달 음식 소비의 증가도 암을 키우는 데 일조합니다. 마찬가지로, 바뀐 식습관으로 인해 육류 섭취는 늘어나고 상대적으로 과일과 채소의 섭취가 줄어든 것도 문제입니다.

셋째, 한국 사람들의 '빨리빨리' 기질 때문입니다. 매사에 경쟁하며 조급한 마음으로 일하고, 늘 시간에 쫓기는 생활 습관은 스트레스를 유발하게 됩니다. 참고, 인내하고, 기다리는 여유가 없는 마음이 암을 일으킵니다.

넷째, 서로 칭찬하는 분위기를 만들지 못해서입니다. 과도한 경쟁 사회 속에서 내가 살기 위해 남을 밟고 올라서야 한다는 전투적인 마음이 암을 불러들입니다. 좀 덜 먹고, 덜 입고, 덜 가지고, 덜 쓰고, 덜 올라가면 되는데 말이지요. 너무 욕심을 내거나 너무 목표지향적인 삶을 살다 보니 대인 관계나 사회생활에서 오는 스트레스를 해소할 길이 없게 됩니다. 자연히 기쁨과 감사와 웃음은 사라지고, 대신 그 자리에 맺힌 부정적인 마음이 암을 키우게 됩니다.

다섯째, 휴식도 운동도 없이 과로하는 사회 때문입니다. 많은 직장인이 잠도 제대로 자지 않고 일을 하거나, 피로를 풀 겨를도 없이 다시 일터로 내몰리고 있습니다. 피로를 풀고, 운동하고, 느긋하게 목욕도 하는 여유로운 삶은 꿈이 되어버렸지요. 게다가 차를 타고 다니다 보니 운동도 거의 하지 않으면서 걷지도 않는 일상이 되어버립니다. 미디어의 발달로 인해 텔레비전을 시청하거나 휴대폰 등을 통해 영상을 시청하는 시간이 길어진 것도 문제입니다. 똑같은 자세로 오래 들여다보는 데다가, 가족이나 주변인들과 대화다운 대화를 나누지도 못하게 되어버렸습니다.

여섯째, 대기 오염은 물론 발암 물질에 항상 노출된다는 점입니다. 자동차나 공장의 매연, 도심의 오염된 공기, 최근 심각한 미세먼지 등에는 무수히 많은 발암 물질이 들어 있습니다. 이들은 모두 암의 원인이 되는 물질들로 이루어져 있기 때문에, 되도록 깨끗한 공기를 마시기 위해 또 다른 노력을 해야 합니다. 가정에서 공기청정기를 사용하는 것도 좋지만, 가능하다면 실내에서 쉽게 키울 수 있는 나무나 화초를 잘 가꾸는 편이 더 좋습니다.

마지막 일곱째, 술과 담배입니다. 우리나라의 술과 담배의 소비량은 전 세계에서도 손꼽힙니다. 술과 함께 폭식, 거기에 흡연까지 하면 몸이 힘들어지는 건 당연한 일입니다. 술과 담배는 모든 암에 70~80% 정도 연관이 있는 것으로도 보고되고 있습니다.

암을 예방하고 걸리더라도 이겨 내기 위해서는, 위에서

얘기한 생활들을 반드시 피하거나 최소화해야 합니다. 암은 느닷없이 찾아오는 불청객이긴 하나, 어느새 감기처럼 흔한 병이 되어버렸습니다. 암뿐만 아니라 현대의 기저질환들은 모두 비슷하게 나쁜 환경을 바탕으로 만들어집니다. 경쟁 위주의 사회에서 받는 스트레스, 안전하지 못한 먹거리, 각종 화학 물질과 공해…….

평균 수명은 최근 20년간 약 15년이 늘었지만, 아이러니하게도 인간의 생존은 점점 더 위태로워지고 있습니다.

보완통합의학, 어디까지 믿을 수 있을까요

우리나라에 대체요법으로 알려진 치료법은 어림잡아 수백여 가지나 됩니다. 침술, 동종 요법(인체에 질병 증상과 유사한 증상을 유발시켜 치료하는 방법), 최면 요법, 마사지와 향기 요법, 명상과 이완, 영혼 치유, 시각화 등으로 다양합니다. 이뿐만이 아닙니다. 먹는 음식으로는 비타민, 프로폴리스, 숯, 버섯류, 미슬토(겨우살이 추출물), 포도 요법 등 열 손가락으로 꼽기 어려울 만큼 많습니다. 이 중에는 효과가 검증되어 치료제나 의약품으로 인정받은 경우도 있지만, 아직 근거가 미약한 것도 많습니다.

투병에 성공하려면 수술이나 화학 요법 등 기본적인 병원 치료를 반드시 받아야 합니다. 그 이후 운동이나 내적 치유, 심신 요법 등 각종 보완통합의학적인 요법을 같이 써야 합니다. 다방면에서 암을 향해 진군해 들어가는 것이지요.

"누구누구는 ○○로 치료해서 다 나았대요."

이런 말은 대부분 근거가 미약하고 거짓말인 경우가 많습니다. 투병에 성공하기 위해서는 한 가지 요법만으로 절대

성공할 수 없습니다. 만약 누군가가 한 가지 요법만으로 성공을 거두고, 여태까지 몰랐던 깜짝 놀랄 만한 의학적 성과를 거두었다고 한다면 그 요법은 피하는 게 좋습니다. 사람을 혹하게 하는 요법들이 정말로 많기 때문이지요. 이들 가짜의 공통점은 설익은 의학 지식을 드러낸다는 점입니다.

예를 들면, 숯이 인체의 독소를 해소한다는 주장이 있습니다. 간장독 속의 숯이 불순물을 걸러내는 것처럼, 인체에서도 숯이 필터 역할을 한다는 것이지요. 이를 믿는 사람들은 숯을 이용해서 찜질도 하고, 목욕도 하고, 심지어 먹기도 합니다. 상황에 따라 그럴듯한 방법을 내세워 진짜 치료하는 것처럼 현혹하지요. 하루에 몇 숟가락씩 먹어야 한다느니, 뜨거운 물에 숯을 풀고 들어가서 10분 동안 반신욕을 해야 한다느니 하는 출처 모를 수칙을 내세웁니다.

숯이 몸 안에 든 숙변은 뺄 수 있을지도 모릅니다. 그러나 암은 숙변이나 체내 독소 때문에 생긴 병이 아닙니다. 또한, 숯은 다른 음식물과 약의 흡수를 방해할 수도 있습니다. 이 부분이 암 환자에게 아주 치명적일 수 있습니다.

이 외에도 여러 요법이 있지만, 검증 없이 보완통합의학에 합류할 수는 없습니다. 임상적으로 효과가 확인된 경우는 대개 약의 형태로 나와 있기 때문입니다. 그렇지 않은 경우는 모두 단순 건강 식품이거나 어쩌면 유해 식품일 수도

니다. 실제 효능이 인정된 경우는 몇 가지 없는데, 겨우살이에서 채취하는 미슬토를 이용한 미슬토 요법은 아직도 연구가 진행 중이지만 독일의 보완통합의학계에서는 널리 쓰이는 요법입니다.

완전히 과학적으로 입증되지는 않았지만, 침술의 경우암 환자의 통증 조절에 다소의 효과가 있다는 증거가 있습니다. 동종 요법은 대체 요법으로 많이 다루어지지만, 암 환자에게는 크게 의미가 없어 보입니다. 다만 최면 요법은 불안, 오심(메스꺼움), 구토를 다소 억제할 가능성도 있습니다. 명상과 묵상은 내적 평안에 도달할 수도 있고, 마사지와 향기 요법으로 긴장을 풀 수도 있습니다. 이완과 시각화를 통해 암세포를 죽이는 것, 즉 면역 세포가 싸워 이기는 상상을 함으로써 암 치료에 도움이 된다고 말하는 사람도 있지요.

반면 여러 가지 비타민을 먹는 것이 유행이긴 하지만, 비타민이 암을 줄인다는 설득력 있는 증거는 잘 보고되지 않고 있습니다. 일부 의학계에는 보고되어 있지만, 논란의 여지가 있다 보니 모두가 받아들이기에는 아직 설득력이 부족해 보입니다.

또한, 식이 요법을 한다며 많은 양과 음식을 시간대에 맞추어 먹는 요법도 있습니다. 심리적 위안과 같은 효과가 다소 있을 수는 있지만, 가정 안에서 식단대로 완벽하게 따라 하기에는 힘들어 보입니다. 식단대로 따라 먹는다는 건 과학적인 인상을 줄 순 있으나, 실제 환자 삶의 질은 떨어질 수도 있습니다. 종일 식단을 완벽하게 챙기는 것만 생각하다가 하루를 다 보내는 격이 될 수도 있기 때문입니다.

환자가 반드시 해야 할 일은 먼저 약을 잘 챙겨 먹는 겁니다. 그다음에는 건강한 음식을 잘 먹어야 합니다. 경제적인 여건에 따라서 건강 보조 식품을 병용할 수 있으나, 반드시 신뢰할 수 있는 의사와 상담한 후에 먹는 것이 현명합니다.

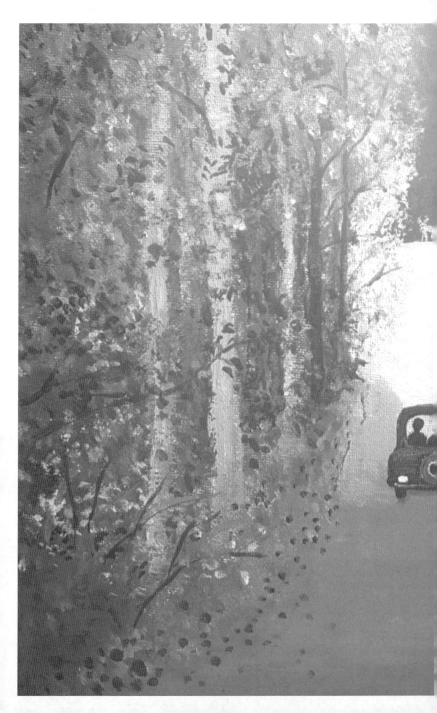

2

4기의 암 vs. 5기의 인간

암 진단 후 가장 먼저 해야 하는 일

암이라는 진단을 받게 되면 사람들은 가장 먼저 무엇을 많이 할까요? 보통 정보를 수집하는 일에 가장 많이 몰두합니다. 투병의 성공 여부는 투병 과정에서 얼마나 시행착오를 줄일 수 있는지와 밀접하게 관련되어 있습니다. 시간이 많이 있는 것도 아니고, 치료의 부작용 역시 만만치 않기 때문이지요.

암 치료는 순간순간이 힘들지만 계속되는 선택의 연속이라고 할 수 있습니다. 예를 들면 어떤 것을 먹을 것인가 먹지 않을 것인가, 치료를 계속 받을 것인가 받지 않을 것인가, 이 병원에서 치료를 받을 것인가 아니면 다른 병원에서 치료를 받을 것인가, 검사를 받을 것인가 받지 않을 것인가 등등 자주 선택의 기로에 서게 됩니다. 그렇기에 암 환자들은 암 자체도 힘든데 투병에 따른 선택을 더 힘들어하는 경우도 많습니다.

암에 대한 정보는 어떻게 보면 너무 많고, 또 어떻게 보면 너무 적습니다. 인터넷을 통해 쓸데없는 정보는 넘쳐나는

데, 그 정보를 취합하고 환자의 눈높이에 맞춰 필요한 정보를 알려 주는 선생님은 거의 없습니다. 그렇기에 투병에 성공한 사람들의 경험담은 그 자체만으로도 좋은 정보가 될 수 있습니다.

환자나 보호자는 최대한 많은 자료를 구하고 싶고, 명쾌한 조언을 듣고 싶어 합니다. 어느 병원 아무개 의사가 수술을 잘한다, 어떤 치료를 했더니 부작용이 이러저러하더라 등의 모든 경험담이 살아 있는 정보입니다. 그러나 모든 환자에게 동일하게 적용할 수는 없으므로, 암을 치료하는 의사라면 의사의 역할뿐만 아니라 환자에게 좋은 정보를 전달할 수 있도록 도와야 한다고 생각합니다. 불행하게도 우리나라에서는 이러한 조언을 해 주는 의사가 드뭅니다. 투병에 성공한 선배 암 환자를 찾아가라는 데는 이런 이유도 있습니다.

위에서 언급한 것 외에도, 투병에 성공한 사람들은 그 과정에서 익힌 노하우가 있습니다. 투병에 성공한 환자나 보호자는 이미 반쯤은 의사가 되어 있기도 합니다. 이들은 의사들이 미처 말해주지 않은 것들을 경험에 비추어 조언해 줄 수 있습니다. 예를 들자면 어떤 음식을 먹으니 몸이 좋아지더라 혹은 나빠지더라, 어떤 치료는 처음에는 다소 힘들지만 잘 이겨 낼 수 있다는 등의 조언입니다.

무엇보다 투병에 성공한 사람의 경험담 자체가 투병하

는 데 큰 용기를 주게 됩니다. 암을 잘 극복한 선배 암 환자는 투병하는 암 환자에게 좋은 모델이 될 수 있습니다. 그를 따라만 하면 나을 것 같은 희망을 갖게 되기 때문입니다. "저 사람도 살았는데! 저 사람이 쓴 방법대로 하면 나도 일어날 수 있을 거야!" 이런 용기와 확신은 투병에 많은 도움이 됩니다. 희망은 의지를 불타오르게 하고 어렵고 힘든 과정을 잘 견디게 합니다.

간혹 그런 모델을 책으로 만날 수도 있습니다. 하지만 저는 그보다 실제로 만나기를 권합니다. 책에서는 공론화할 수 없는 것들이 있어서 하고 싶은 말을 마음먹은 대로 다 할 수 없기 때문입니다. 만약에 투병하면서 버섯 달인 물을 매일 먹었다고 하면, 의사는 그게 암 치료에 효과가 있다 없다 말해 줄 수 없습니다. 과학적으로 효과가 확실하게 증명되지 않은 내용이라면 책에 실을 수 없기 때문입니다.

만약 환자가 이런 것들의 효과를 물어오면 "큰 기대는 하지 말고 먹어 보고 좋은 것 같으면 계속 드세요"라는 조언이나 버섯의 좋은 점 정도는 설명해 줄 수 있지만, 확실하게 암에 도움이 된다거나 안 된다는 말은 하기 어려울 것입니다. 그러나 투병에 성공한 선배는 본인이 먼저 따라 해 본 경험을 다른 환자에게 솔직하게 알려줄 수 있을 것이고, 그걸 들은 환자들은 나름대로 판단해서 따라 할지 말지를 결정할 수 있을 겁니다.

저는 암 투병에 성공한 두 명의 의사를 책과 기사를 통해 간접적으로 알고 있습니다. 한 사람은 의사들이 봐도 무척이나 운이 좋은 경우였습니다. 단 한 번의 화학 요법으로 관해(암세포가 없는 상태)가 되었고, 재발하지 않고 잘 살고 있다고 합니다. 다른 한 사람은 젊었을 때 이미 암에 걸려 휘플씨 수술이라는 위와 장을 연결하는 대수술을 받았고, 그 뒤에 다시 재발한 경우입니다. 일흔을 앞두고 암이 재발해 두 번째에도 대수술을 받았습니다. 두 번의 수술로 인해 이 사람의 장기 구조는 일반인과 완전히 달라졌습니다. 의사 입장에서 이분을 보면 참으로 운이 없는 경우인데도 기적처럼 살아났다고 생각합니다. 그렇기에 대중적으로 많이 소개되지는 않았지만, 이분의 경험 자체가 참으로 소중한 자료입니다.

투병에 성공한 사람들에게는 공통점이 있습니다. 단순히 운이 좋아서 투병에 성공한 경우는 극히 드물지요. 운이 좋아서 성공했다 하더라도 그분들이 아무것도 하지 않고 운에만 기댄 것도 아닙니다. 분명 암을 이기기 위해 최선의 노력을 했습니다. 투병에 성공한 사람의 대부분은 투병하는 동안 암을 극복하기 위해서 철저하게 자기 관리를 합니다.

제대로 좋은 음식을 먹고, 원활하게 배설하고, 마음을

잘 다스려 스트레스를 받지 않고, 긍정적인 사고를 위해 노력하고, 자신에게 맞는 적절한 운동을 하고, 충분한 휴식과 수면을 취하여 피곤하지 않게 했을 것입니다. 경험자를 많이 만나라는 것은 바로 이러한 공통점을 스스로 깨닫고 자신만의 방법을 찾아보라는 것입니다. 의사가 여러 번 설명해 주는 것보다 실제로 눈앞에서 한 번 보는 게 더 실감 나게 마련입니다.

물론 이러한 경험담은 과장이 있을 수도 있습니다. 반드시 검증을 받아야 합니다. 약을 팔 목적이든 다른 목적이든, 일부러 거짓 정보를 흘리는 사람도 더러 있습니다. "경험자나 다른 의사에게 이러한 요법에 대해서 이야기를 들었는데 제가 해도 될까요?"라고 물어보면, 의사들 대부분은 들어 본 적 있고 수긍이 갈 만한 내용이면 '그렇다'고 대답할 것이고, 아직 의학적으로 검증되지 않았다면 하지 말라고 할 것입니다.

투병에 성공한 사람들의 조언이 필요한 또 다른 이유는 이런 종류의 시행착오를 줄일 수 있기 때문입니다. 암 환자는 정해진 시간 안에 가장 효과적인 치료를 받아야 하는 사람입니다. 먼저 경험한 이들의 조언은 투병할 때 중요한 것과 중요하지 않은 것을 구별하는 데 도움이 됩니다.

암에 걸렸다고 하면 주변 여기저기에서 몸에 좋다는

것, 몸에 좋다는 요법 등에 대해서 혹할 정도로 말합니다. 믿을 만한 곳에서 알아봤다며 하나같이 조언을 아끼지 않지요. 암 환자는 조급한 마음에 이것저것 다 해 보고 싶겠지만, 현실적으로 이 방법들을 모두 해 보는 건 무리입니다.

앞에서 예를 든 이유들로, 경험은 참으로 중요합니다. 암 환자에게 실제로 필요한 정보는 바로 경험담입니다. 여기서 한 가지 유념해야 할 것은, 반드시 꼭 신뢰할 만하고 믿을 만한 경험자를 찾아가라는 것입니다.

거꾸로 살아 봅시다

떠나야 할 때를 알고 떠나는 사람의 뒷모습은 아름답다는 말이 있습니다. 사람은 누구나 태어나고, 늙고, 아프고, 그리고 죽게 되어 있습니다. 죽음을 무시할 수는 없지만 그렇다고 종일 그 생각만으로 살 수도 없습니다. 계속 생각해 본다 해도 우리가 어떻게 그 문제를 해결할 수 있겠습니까. 인간이면 누구나 겪게 되는 생로병사는 심오한 자연의 법칙 중 하나입니다. 그러나 건강할 때는 전혀 생각지 못하던 것이기도 합니다.

"지금까지 어떻게 살아오셨는지 한번 돌아보세요."

'무엇을 먹어야 건강해질까?' '어떤 약이 특효약일까'를 묻기 전에, '내가 어떻게 살아왔을까? 앞으로 어떻게 살아갈까?'라는 존재론적인 질문을 한번 해 보라고 권합니다.

암 판정을 받았다면, 자신이 암에 걸렸다는 자체를 있는 그대로 받아들이는 게 중요합니다. 그러나 대부분은 암에 걸렸다고 하면 "하필이면 왜 내가 암에 걸렸을까? 이럴 수는 없어!" 하며 부정하기에 급급합니다. 하지만 암에 걸린 사실을 받아들이고 자신이 왜 암에 걸리게 되었는지 그 원인을 차분하게 생각해 볼 필요가 있습니다. 이유를 찾고 싶다면 더욱더 지금까지의 삶을 뒤돌아보아야 합니다.

인간에게는 '인격'이 있습니다. 인격에는 '지식, 마음, 의지, 건강한 몸'이라는 네 가지 요소가 있습니다. 모든 사람이 죽을병이라고 인식하고 포기하는 암에 걸렸더라도, 자신을 돌아보고 인격이 존중받는 치료가 필요합니다. 인간의 존엄을 훼손하지 않는 치료야말로 성공적인 암 치료입니다.

먼저, 건강이란 무엇이며 왜 건강을 해쳤는가, 건강과 질병과의 관계는 무엇인지 생각해 봅시다. 건강은 단지 실병이 없는 상태가 아니라 육체적, 정서적, 영적, 사회적으로 안녕한 상태well-being state라고 정의를 내릴 수 있습니다. 즉, 우리의 몸이 인격적으로 건강해지려면 이러한 인격적 요소가 서로 균형과 조화를 이루어야 하는 겁니다. 이런 관점에서 보면 병을 단지 육체적으로만 해석하고 치료하려는 태도는 문제가 있습니다.

"암을 삶을 점검하는 계기로 삼으십시오. 지금까지와는 다른 삶을 발견하라는 뜻인지도 모릅니다. 삶을 고쳐야 암을 고칩니다."

저의 조언에 대부분 환자는 수긍합니다. 만약 예전의 생활 습관이 잘못되었다면 완전히 거꾸로 바꾸어야 합니다.

암 치료의 정석

암을 불러들이는 습관에서 암을 내보내는 습관으로 바꿔야 하기 때문입니다. 자신에게 함부로 한 것들을 바로잡아 나가야 합니다.

경쟁적으로 살았다면 경쟁에서 한발 물러나 상생하는 태도를 취해야 합니다. 충분한 휴식을 취하지 않고 자주 과로했다면 푹 쉬어야 합니다. 끼니를 대충 때우고 살았다면 제대로 된 식사를 해야 합니다. 너무 바쁘게 살아서 운동을 전혀 안 했다면 지금부터라도 열심히 운동을 해야 합니다. 혹시 미워하는 사람이 있다면 용서하고 사랑하려고 노력해야 합니다.

"스스로 생각하기에 너무 각박하게 살았다면 이제 좀 느슨하게, 느슨하게 살았다면 시간 계획을 짜서 좀 더 계획성 있게 살아보시길 바랍니다."

이 말을 들은 환자들 대부분은 과연 '거꾸로 살 수 있을까?'하고 반신반의하곤 합니다. 하지만 모든 일은 해 보지 않고는 알 수 없지요.

제 환자 중에 고등학교 교사가 있었습니다. 교안을 마련하기 위해서 밤을 새워야 직성이 풀릴 정도로 언제나 완벽주의자로 살아왔다고 했지요. 이분은 지금 그대로 투병한다면 약을 정해진 시간에 먹기 위해 종일 시계만 들여다보며 살 것 같았습니다. 식사도 식단을 짜서 정해진 양만큼 먹기 위해 하루에 몇 번씩이나 마트를 들락거릴 수도 있었습니다. 그래서 저는 이분에게 지나치게 계획적으로 살지 말라고 조언했습니다.

반면 다른 환자는 너무 계획성 없는 삶을 살고 있었습니다. 밤에 잠을 안자고, 일도 몰아서 하는 등 생활이 불규칙했습니다. 이분에게는 반대로 매사에 계획을 잘 세워 생활해보라고 권했습니다. 이런 환자는 약도 정해진 시간에 먹지 않고, 심지어 하루 이틀씩 건너뛰기도 합니다. 이런 식으로 투병 생활을 하는 건 좋은 결과를 기대할 수 없습니다.

지금까지와 다르게 거꾸로 살아 보는 일은 환자가 암과의 싸움을 시작하기 전 가져야 할 첫 마음가짐입니다. 그러기 위해서는 성격을 바꾸고, 습관을 바꾸며, 뼈를 깎는 노력을 해야 할지도 모릅니다. 하지만 분명한 것은 이제까지와 다른 생활을 한번 해 봄으로써 삶의 균형을 찾아갈 수 있고, 이게 투병 생활에 분명 도움이 될 거라는 사실입니다.

거꾸로 살기! 더 행복한 자신을 만나고 암이 극복된 자신과 대면하게 될 것입니다.

암에 걸린 사람이 해야 하는 12가지

암에 걸리면 어떤 면에서는 의지가 강해질 필요가 있습니다. 예전과 똑같이 살면서 투병할 수는 없는 노릇입니다. 처음에는 물론 다소 힘들 수도 있습니다. 그렇더라도 꾸준히 노력해서 암 투병을 자신의 가장 중요한 생활로 받아들여야만 합니다. 그리고 투병하는 삶 자체를 즐길 줄도 알아야 합니다. 피할 수 없으면 즐기라고 했습니다. 그러기 위해서 다음의 12가지를 즐겁게 따라해 보길 바랍니다.

첫 번째, 암에게 선포를 하는 겁니다. "나 괜찮아" "나 잘해 나가고 있어!" "나 다 나았어!"라고 선포한다면 암이 주는 고통과 불안에서 조금은 벗어날 수 있을 겁니다.

두 번째, 지금까지의 삶을 돌아보며 후회되고 정리해야 될 부분이 있다면 빨리 정리하는 겁니다. 삶의 영적 기쁨과 정신적 건강을 얻기 위해서는 과감하게 정리할 줄 알아야 합니다.

세 번째, 가족들에게 도움을 구하는 일입니다. 투병 사실을 솔직하게 알리고 할 수 있는 모든 방법을 동원해 달라고 요청하는 겁니다.

네 번째, 우선 기존의 의학적인 치료를 받아야 합니다. 부작용이 우려된다고 하지만 일단 시도해 봐야 아는 방법입니다. 부작용이 너무 심하거나 도저히 견뎌내지 못할 것 같으면 포기하더라도, 일단 한 사이클 정도의 치료는 받아 본 후에 계속할지 말지 결정하는 게 좋습니다. 나중에 '그때 치료를 받아 보는 건데…' 하고 후회할 수도 있기 때문이지요.

다섯 번째, 잘 먹어야 합니다. 혼자 식사하지 말고, 언제나 가족이 모여 즐겁게 식사하도록 하세요. 또, 믿을 만한 재료로 만든 음식을 골고루 먹도록 해야 합니다.

여섯 번째, 필히 면역 요법을 합니다. 면역력을 증강시키는 각종 요법이 있습니다. 면역증강제를 주사나 약으로 먹는 방법도 있지만, 돈 안 들이고 하는 웃음 요법 같은 것도 있습니다.

일곱 번째, 가장 중요한 정신 요법으로 "나는 낫는다!"는 확신과 자신감을 가지십시오. "행복하다! 기쁘다! 해낼 수 있다! 나는 사랑받고 있다! 나는 꼭 필요한 사람이다!" 같은 긍정적인 생각만 하도록 하세요.

여덟 번째, 이왕이면 건강이 허락하는 범위 안에서 하던 일을 계속하며 사람들과 단절되지 않도록 합니다. 산속으로 혼자 요양 가면 좋은 공기는 마실 수 있을지 몰라도 고립

감이나 외로움을 느낄 수도 있습니다. 가장 좋은 것은 가족의 보호를 받으며 가족과 같이 투병하는 것입니다.

아홉 번째, 반드시 운동해야 합니다. 걷기나 스트레칭, 가벼운 필라테스, 등산처럼 힘이 많이 들지 않지만 운동 효과는 좋은 것들이 있습니다. 일주일에 두 번 이상 가볍게 땀이 날 정도로 운동하며 몸 상태에 맞게 운동량을 조절해 가는 게 좋습니다. 특히 좋은 공기를 마시며 걷는 것은 면역력 증강에 많은 도움을 줍니다.

열 번째, 신앙을 꼭 가지십시오. 오래 암 환자들을 보다 보니, 신앙을 가진 사람이 암을 더 잘 극복하는 것을 볼 수 있었습니다. 불안과 공포, 외로움을 이겨 내는 가장 좋은 방법은 신앙을 가지는 것입니다. 신앙의 힘은 내적 에너지가 되어 인간이 가진 능력 이상을 발휘하게끔 합니다. 아프면 자꾸 위축되기 쉽고 자신 안에 갇히게 됩니다. 그러나 아플수록 밖으로 눈을 돌려야 합니다. 다른 사람을 위해 봉사하고, 그들과 나누고자 해야 합니다. 자신을 비워내면 그 빈자리에 무엇인가 채워집니다. 그 눈에 보이지 않게 채워지는 것이야말로 삶의 의미를 되새기게 하는 것입니다.

열한 번째, 무엇보다 휴식을 잘 취해야 합니다. 육체적으로나 정신적으로 긴장을 풀고 번잡한 것에서 한발 물러나도록 합시다. 무리가 가지 않는 범위 내에서 여행하는 것도 좋습니다. 여행하다 보면 머릿속을 짓누르던 것들이 상당 부분 정리됩니다.

마지막으로, 취미 생활로 기분을 전환하고 자신을 드러내는 작업에 도전해 보는 것도 필요합니다. 그림을 그리거나, 흙으로 만들기를 하거나, 연주를 하거나, 노래를 부르는 등의 예술적 행위를 해 보면 평소에 숨기고 있던 내면의 것들을 드러낼 수 있습니다. 슬픔, 분노, 탄식 같은 것들은 드러내면 드러낼수록 개운해집니다. 혼자 흙으로 그릇을 빚는 작업과 같은 것을 하면서 작업하는 대상과 끊임없이 이야기하는 것도 좋습니다.

투병 생활은 분명히 이제까지 살아온 것과는 전혀 다른 삶이 될 겁니다. 고통스럽게 받아들인다면 암에 질 수도 있습니다. 그러나 어쩔 수 없는 투병 생활이라고 한다면, 보다 즐겁고 의미 있게 보냅시다. 당신도 충분히 암을 이겨 낼 수 있을 겁니다.

웃으면 복이 와요

어린아이는 작은 일에도 재미있어하고 잘 웃지요. 어른이 되어가면서 점점 웃는 법을 잊게 됩니다. 그러다 병에 걸리면 더욱 웃을 일이 없어져 버립니다. 만약 암 진단을 받았다면, 투병의 첫 단계로 어린아이와 같은 마음으로 돌아가는 게 중요합니다.

웃음에는 쌓여 있던 눅눅하거나 찜찜한 감정, 의심과 분노하는 감정을 순식간에 소진시키는 효과가 있습니다. 어느 암센터의 보고에 의하면, 웃음 치료를 하니 부정적인 기분이 80~85% 줄어들고 자존감이 10% 상승하는 효과를 보였다고 합니다.

가장 좋은 방법은 평소에 어린아이와 같이 잘 웃고, 자신의 감정을 드러내는 데 솔직해지는 것입니다. 매사에 감동하면 잘 웃게 됩니다. 낙엽이 구르는 것만 봐도 웃는다는 낭랑 18세처럼, 생활 속 아주 소소한 것에라도 감동을 느끼는 게 좋습니다. 이왕이면 웃을 때 크게 소리 내어 웃는 습관을 들이면 더욱 도움이 됩니다.

환자를 웃게 하는 게 비타민을 먹는 것보다 더 좋다고 저는 생각합니다. 그런 이유로 저는 환자들에게 웃음을 적극적으로 전파하지요. 제가 가장 자신 있게 쓰는 요법 중 하나는 웃음 요법입니다.

"한번 웃어 보세요."

"뭐 웃을 일이 있겠습니까?"

"저를 한번 쳐다봐 주세요."

팔짱을 낀 채 잔뜩 화난 사람처럼 앉아 있는 환자를 위해 저는 잠깐 서비스를 합니다. 개그맨처럼 웃기면 환자들은 어처구니가 없다는 듯 피식 웃음을 터뜨리곤 합니다.

몸이 아프게 되면 가장 먼저 없어지는 게 바로 웃음입니다. 환자뿐 아니라 환자 가족 모두 웃을 일이 없어지지요. 냄비 바닥에 눌어붙은 양념처럼, 슬프고 우울한 감정의 응어리가 떨어지지 않고 언제나 마음의 한쪽에 그늘을 드리우게 됩니다. 언제 죽을지 모른다는 절망과 공포, 경제적 어려움, 극심한 고통으로 위축되고 맙니다. 멀리서 보더라도 암 환자들은 확연히 구분될 정도로 표정이 딱딱하게 굳어 있습니다.

우리가 크게 웃으면 몸 안에서는 NK세포나 T세포, B세포 등 각종 면역 세포들이 살아납니다. 웃음이야말로 면역력을 키워주는 가장 확실한 천연항암제라는 겁니다. 진정으로 우러나는 웃음이야말로 보약이지만, 억지로 웃는 웃음도 나쁘지는 않습니다. 우리의 뇌는 정말 우스워서 웃는지 정말 의지적으로 웃는지 구분하지 못하기 때문이지요. 우습지 않더라도 큰소리로 웃는 연습을 해 봅시다. 어른은 웃는 일도 연습이 필요합니다.

"하하하하 소리 내어 큰 소리로 2분 이상 횡경막이 떨리도록 웃어 보십시오."

환자에게 주문하고 곧바로 제가 시범을 보입니다. 환자들은 머쓱하게 쳐다보거나 마지못해 따라 합니다. 어떤 환자는 팔짱을 끼고 "박사님 애쓰십니다."라고 말하거나 측은한 눈빛으로 저를 쳐다보기도 합니다.

이런 과정을 통해 환자들은 처음 진료실로 들어올 때 절망하는 심정이었더라도, 나갈 때는 크게 웃으면서 나갑니다. 다음 진료 때는 환자들이 좀 더 잘 웃습니다. 한번 크게 웃으면, 다음에는 더 쉽게 웃을 수 있게 됩니다.

"하하하" 하고 크게 웃으면 엔도르핀, 엔케팔린, 세레토닌, 다이돌핀 등 신경뇌전달물질의 분비가 촉진됩니다. 순간적으로 살짝 미소를 짓는 것만으로는 이와 같은 전달물질이 잘 분비되지 않습니다. 그렇기 때문에 소리 내어 웃는 연습이 필요한 겁니다. 엔도르핀은 뇌하수체 후엽에서 분비되는 일종의 화학 물질로, 기분을 좋게 해 주는 물질이자 모르핀처럼 고통을 덜 느끼게 하는 진통제 역할을 합니다. 웃다 보면 걱정과 근심이 사라지는 것도 이런 이유 때문입니다. 웃으면 기분이 좋고 편안해지고 행복해집니다.

재미있는 사실은 인간의 뇌는 큰소리로 "하하하" 하고 기분 좋아서 웃는 웃음과 일부러 웃는 웃음의 차이를 구분하지 못한다는 점입니다. 노력해서 크게 웃는 것이나 기분이 좋아서 크게 웃는 것이나 효과가 같다는 말입니다. 가장 좋은 방법은 저절로 크게 소리 내어 웃는 것이지만, 어른들은 어린아이들처럼 큰 소리를 내서 웃는 법을 잊어버렸기 때문에 일부러 큰 소리를 내서 웃는 연습을 하라는 겁니다.

"선생님, 텔레비전을 보고 웃어도 되나요?"

"바보상자 보면 웃음이 나오나요?"

간혹 집에서도 웃으라고 하면 엉뚱한 질문을 하는 환자들도 있습니다. 웃기 위해서 노력하는 건 좋지만, 코미디 프로그램을 보면서 웃는 방법은 별로 권하고 싶지 않습니다. 텔레비전을 보느라 뇌가 피곤해지기 때문이지요. 그러나 코미디 프로그램을 보고 웃는 것도 전혀 웃지 않는 것보다는 좋습니다.

가장 좋은 방법은 가족들과 함께 웃는 겁니다. 가족 중에 유머 있는 사람이 있으면 더욱 좋습니다. 거꾸로 말하면, 가족들은 몇 가지 웃을만한 이야기를 알아두는 게 좋습니다.

저는 길을 가다가도, 연구실에 혼자 있다가도 잘 웃습

니다. 억지로 웃는 게 아니라 그냥 웃어집니다. 하나님이 오늘도 저를 이렇게 즐겁게 해 주셨다고 생각하는 게 비결입니다. 이런 식으로 자신만의 웃기 비결을 만들어 보는 것도 좋습니다.

웃음은 하나님이 인간에게 내려준 축복이자, 저 역시 모든 환자에게 처방하는 천연 면역증강제입니다. 만약 환자가 아니더라도, 웃음이라는 축복은 일상에서 잘 활용하면 건강에 참 좋습니다.

건강 식품의 실체

암 투병을 하다 보면 시행착오를 겪을 수 있습니다. 시행착오를 줄일 수 있는 가장 확실한 방법은 담당 의사에게 물어봐서 그때그때 의문을 해결하는 것입니다. 그러나 우리의 의료 여건상 담당 의사가 할 수 있는 조언은 한정되어 있습니다. 그렇다 하더라도 자주 질문할 수 있고, 친질하게 궁금증을 해소해 주는 의사를 만나십시오.

환자들이 하는 질문은 어떻게 대답하든 논란의 소지가 있는 질문들이 많습니다. 특히 식품에 관한 질문의 경우에는, 무조건 먹지 말라고 할 수도 없고 그렇다고 먹으라고 할 수도 없는 애매한 것들이 많지요.

이런 경우에 저는 환자가 먹을 수 있고, 먹고 싶다면 먹으라고 합니다. 식품의 효능이 어떻고, 치료에 어떤 영향을 끼칠 거라는 것들은 생각하지 말아야 합니다. 그저 몸에 좋은 식품으로만 생각하고 경제적으로 부담이 없는 범위 내에서라면 먹어도 된다는 입장입니다.

사람들은 건강 보조 식품을 치료용으로 인정받은 면역

력 증가제와 일반 식품 사이의 중간쯤 되는 것으로 많이들 생각합니다. 물론 간혹 치료 효과가 아주 미미하게나마 나타나는 식품도 있습니다만, 대부분은 일반 식품에 가깝습니다. 따라서 큰 기대를 하지 않고 먹는 편이 좋습니다.

치료 효과가 어느 정도 인정된다고 하더라도 특정 성분의 함량과, 그 성분을 제대로 추출했는지가 문제가 됩니다. 제품에 따라 너무 적게 들어 있을 수도 있고, 제대로 된 방법으로 추출하지 않으면 의미가 없는 경우도 있습니다. 따라서이 경우 믿을 수 있는 회사의 제품을 선택하는 안목이 필요합니다. 하나 더 덧붙이자면 이런 제품들은 수입과 통관 절차가 까다로울 수도 있습니다.

약, 식품, 건강 보조 식품의 경계는 인체 반응 정도로 구분합니다. 그 성분을 먹었을 때, 안 먹었을 때, 위약僞藥으로 복용하게 했을 때, 그리고 용량을 반 정도로 했을 때 등으로 나누어 몇 년간 추적 검사에 들어갑니다. 먹었을 때, 안 먹었을 때, 위약으로 복용했을 때 크게 차이가 없다면 그 성분은 단순한 식품입니다. 이런 방식으로 어떤 특정 물질이 임상에서 인정을 받으려면 10년씩 혹은 수십 년씩 걸리는 험난한 과정이 필요합니다. 세계 각국에는 이렇게 식품과 의학품의 중간 경계에 있는 성분들이 수천 가지나 됩니다. 끊임없이 암 치료에 도움을 주는 새로운 성분이 발견되고 임상에 이용되기 위해 검증 절차를 밟고 있지요.

개인적으로는 비싼 돈을 들여 검증되지 않은 식품, 수입과 통관이 까다로운 식품을 사 먹느니 제약회사나 에이전시에서 수입하는 검증된 제품을 처방받는 쪽이 낫다고 생각합니다. 한때 미디어를 통해 비타민 C의 효능이 소개되는 바람에 비타민 C 열풍이 분 적이 있습니다. 한동안 비타민 C를 먹어도 되느냐고 문의하는 전화가 빗발쳤습니다. 하지만 비타민 C를 특별히 먹으라고 권하지 않았습니다.

1일 비타민 권장량은 종합비타민에 들어있는 100mg 정도입니다. 학술적인 근거에 의하면 비타민 C 하루 섭취량은 30mg으로, 키위 하나 정도면 섭취할 수 있는 양입니다. 만약 식사를 통해 영양분이나 비타민 섭취가 제대로 안 되는 환자들에게는 차라리 종합비타민을 먹으라고 권하지요.

항암에 효과가 있든 없든 간에, 몸에 좋다고 말하는 제품들은 보완통합의학에서도 지속적으로 관심을 가지고 있습니다. 끊임없이 새로운 성분이라 주장하는 것들이 쏟아져 나오는 만큼, 의사들도 부지런하게 자료를 수집해서 나름대로 판단을 내려주어야 합니다. 보완통합의학에 있어 교과서적 지식은 그야말로 기본입니다.

환자들 역시 의사가 모르는 것을 언제든지 물어볼 수 있습니다. 환자들이 갖는 건강 식품에 대한 궁금증은 크게 세 가지 정도로 요약됩니다. '암 치료에 좋은 식품이 있을까?' '항암 물질이 있을까?' '면역력을 키워 주는 물질이 있을까?' 등입니다. 가끔 들어보기는 했지만 가능성이 없어 보여 전혀 신경을 쓰지 않았던 물질에 대해 묻는 환자도 있지요. 그럴 때는 제가 아는 상식선에서 대답해 주고, 저널 등을 뒤져 자료를 찾아봅니다.

"그런 건 그런 치료하는 데 가서 물어라!" 같은 무책임한 말이나, "근거 없다"와 같은 말은 환자의 질문 자체를 무시하는 처사입니다. 근거가 없다고 판단되면 그 배경까지 설명해 주어야 합니다. 의사는 평생 공부해야 하는 직업이고, 의학은 '1+1=2'처럼 간단한 분야가 아니기 때문입니다.

지푸라기라도 잡고 싶은 암 환자들을 이용하는 장사꾼들이 있어 안타깝습니다. 검증되지 않은 물질, 믿을 만한 제조처가 아닌 곳의 제품은 먹지 않는 게 좋다고 생각합니다. 일반인들이 몸에 좋다고 먹어서 탈이 나지 않는다고 해서, 암 환자들도 똑같이 탈이 나지 않는 건 아닙니다. 암 환자들은 신체 기관의 기능이 모두 떨어져 있는 상태인데, 항암 치료를 하다 보면 기본적으로 간과 신장에 심하게 무리가 가기 때문입니다. 이 상태에서 무엇인가 잘못 먹으면 바로 독이 될 수도 있습니다. 따라서 먹으려 하기보다는 조심하면서 안 먹는 게 오히려 도움이 될 때가 많습니다.

특정 음식을 먹어 면역력을 키우거나 치료 효과를 기대하는 것도 좋지만, 차라리 제대로 된 음식을 권하는 방법대로 먹고, 적당한 운동과 마음의 평화를 가져 신체의 균형과 조화를 유지하는 편이 백 배 낫습니다. 건강 식품의 신화는 있어도 건강 식품의 실체는 없거나, 있더라도 그 효과는 극히 미미하다는 걸 기억하면 좋겠습니다.

항암 치료에도 주의가 필요하다

환자 중에 백혈병에 걸린 일곱 살짜리 남자아이가 있었습니다. 이 아이의 아버지는 유명한 로펌의 변호사로, 아들을 살리기 위해 백방으로 수소문하고 다녔습니다. 모 재벌 그룹의 전 회장이 암 치료를 했다는 미국 휴스턴 엠디 앤더슨 암 센터를 비롯해서, 몇 군데서 자문을 구하는 상황이었습니다. 그러던 와중에 의사인 친구의 소개를 받고 저를 찾아왔습니다.

그 아이의 경우 어떤 식으로 치료가 진행될 것인지 충분히 설명해 주었습니다. 그는 반신반의하면서도 제가 추천하는 방법으로 아들의 치료를 시작했습니다. 아이는 당장 약물 치료를 하기 위해 국내 병원에 입원했지요. 그쪽에서 자료를 주면 그것을 바탕으로 저는 약물의 양이나 치료의 속도를 조절했습니다.

이 과정에서 보호자의 역할이 컸습니다. 병원의 치료 스케줄에 전적으로 맡기기보다 저의 조언을 믿고 약과 치료 횟수를 조절하는 역할을 한 것입니다. 아이의 면역력이나 체력이 떨어진 상황에서는 치료를 거부하는 등의 방법으로 약물 치료를 받아나가면서, 면역력을 증강시키는 치료법을 병행했습니다.

백혈병의 경우 관해가 되었다고 하더라도 2년간 지켜보며 재발을 막아야 합니다. 그 아이는 2년간의 치료를 다 끝내고 무사히 초등학교도 입학했습니다. 다른 아이와 마찬가지로 가방을 메고 학교에 가고, 친구들과 같이 뛰어놀고, 같이 밥도 먹습니다. 겉모습을 보면 백혈병 치료를 받은 아이 같지 않습니다. 아이가 건강하게 자라는 것만으로도 고마운 나머지, 부모와 선생님은 공부를 면제해 주었습니다. 덕분에 그 아이는 공부도 숙제도 안 하는 '특별한 학생'이 되었지요.

이 아이는 함께 약물 치료를 받았던 여러 아이들 중에서 다행스럽게도 암을 이겨 내고 정상적인 생활을 하게 된 경우입니다. 안타깝게도 많은 아이들이 치료를 받느라 고생만 하다 대부분 하늘나라로 갔습니다. 너무 많은 양의 항암제 치료에 아이들이 견디지 못한 것은 아니었는지 모르겠습니다.

의사는 분명 빠르고 정확한 판단력을 요합니다. 어떤 경우든 환자의 상태를 먼저 생각하고 판단을 내려야 하지요. 그러나 대부분은 치료 시스템에 의존합니다. 환자를 시스템에

암 치료의 정석

맞추는 셈이지요. 그러다 보니 부작용이 만만찮은 겁니다.

현재 우리가 적용하고 있는 암 치료는 미국의 임상 자료를 종합한 일종의 가이드라인을 따르는 치료입니다. '이 정도의 나이에, 이런 종류의 암, 이 정도의 단계에서는 이러한 약을 쓰고, 이러한 수술이나 화학적 치료를 했다'라는 그들의 경험인 셈입니다. 미국이란 나라가 인구도 많고 의료 선진국이다 보니 그만큼 방대한 자료를 갖출 수 있었기 때문이었지요. 반대로 생각하면, 그래서 이만한 가이드도 없다는 결론을 얻게 됩니다.

대부분의 나라에서 많은 의사들이 이 가이드를 따릅니다. 우리나라의 임상에서도 이 자료를 기준으로 환자의 상태를 보아가며 치료를 하지요. 마찬가지로 저 역시 의학 교과서에서 배운 대로 수술해 왔습니다. 화학 요법의 경우 암 환자의 치료는 28일 단위로 스케줄이 매겨집니다. 1일부터 28일째 날까지 들어가는 약의 양, 약의 종류 등이 미리 나옵니다. 한 가지 약만 쓰는 게 아니라 종합적으로 처방되지요. 암세포를 죽이는 약, 암세포를 죽이는 약의 부작용을 막는 약 등이 스케줄에 따라 투여됩니다.

투약했으면 반드시 혈액 검사 등을 해서 약이 몸에 어느 정도 반응했는지 검사합니다. 아침에 검사하면 저녁때쯤 검사 결과가 나옵니다. 그리고 바로 다음 날 그 결과가 반영되어 그날의 스케줄이 진행됩니다. 검사 결과 부작용이 심하거나 환자의 상태가 나쁘면 그다음 스케줄 중 하나가 취소되기도 합니다. 언뜻 보면 아주 과학적으로 치료가 진행되는 것 같습니다. 그런데 간과하는 부분도 있습니다.

첫째, 동양인과 서양인은 다르다는 것입니다. 같은 나이 그룹의 같은 단계 암이라 하더라도 약을 받아들이는 강도가 다른데 그것까지는 고려되지 않습니다. 처음에 약을 쓰는 강도가 그래서 중요합니다. 처음부터 너무 세게 써 버리면 그다음에는 더 세게 써야 합니다. 항암 치료가 무시무시하다고 표현하는 까닭은 한 번 약을 썼을 때 암세포가 죽지 않으면 그 다음번에는 다른 항암제로 바꾸어야 하기 때문입니다.

둘째, 검사 결과가 너무 늦게 적용된다는 것입니다. 아침 일찍 피를 뽑아 검사하면 오전에 결과가 나옵니다. 담당 의사가 그 결과를 보고 빨리 판단을 내리면 충분히 당일 치료에 반영할 수 있습니다. 그러나 검사 결과를 반영하지 않은 채 그날 치의 치료가 끝날 수 있습니다. 검사 결과는 그 뒷날 반영되는 셈이지요. 그런데 뒷날은 이미 전날의 치료로 검사 수치가 또 다르게 나옵니다.

'하루 차이가 뭐가 그리 클까'라고 생각하면 오산입니다. 워낙 부작용이 큰 약들을 사용하기 때문에 어떤 약은 한 달에 두 번, 일주일에 한 번, 사흘에 한 번 이런 식으로 스케줄이 짜입니다. 따라서 그날의 검사 결과가 그날 바로 반영되어야 합니다. 특히나 혈액암이나 어린아이처럼 약을 쓰기가 조심스러운 경우에는 더더욱 제때 반영되어야 합니다.

대부분 병원은 이렇게 잘하고 있습니다. 문제는 잘되지 않는 병원도 있다는 것입니다. 그렇기 때문에 암 치료를 받을 때는 믿을 만한 병원인지 아닌지 잘 고려해 보는 것도 매우 중요합니다.

성공적인 투병으로 이끄는 의사 만나기

진료실 문을 열고 들어오는 초진 환자들의 표정은 불신으로 가득 차 있거나, 반대로 희망으로 가득 차 있습니다. 지쳐서 반쯤 포기하고 있다가 한번 가 보자는 마음으로 왔으나, 지금까지의 힘든 과정으로 인한 불신이 반입니다. 그리고 나머지는 "여기서는 될 거야!"라는 희망이 교차되는 표정입니다. 극과 극이죠. 하지만 대부분은 이리저리 수소문하다 저한테까지 온 거라는 공통점도 있습니다.

지난 제 환자 중 건설회사 회장님이 있었습니다. 그분은 전국에서 보완통합의학으로 치료하는 10개 병원을 거쳐, 일본에서 유명한 박사까지 만나고 왔습니다. 그리고 어느 병원에서 어떤 치료를 하는지 꼼꼼하게 분석한 결과, 저에게 몸을 맡기기로 최종 결론지었다고 했습니다. 이처럼 환자는 신뢰하지 않으면 자신의 몸을 잘 맡기지 않습니다.

환자와 이야기하다 보면 환자들의 이런저런 불만을 접하게 됩니다. 덕분에 저는 의도치 않게 어떤 병원의 아무개 의사는 이렇게 하고, 또 어떤 병원의 아무개 의사는 저렇게

암 치료의 정석

한다는 등의 평가까지 두루 꿰게 되었습니다. 하나밖에 없는 목숨을 담보로 투병하는 것이니만큼 환자와 보호자는 의사에 대해 예민할 수밖에 없습니다.

암 치료를 잘 받기 위해서는 좋은 의사를 만나야 합니다. 만약 수술을 해야 한다면 그 분야에서 최고의 의사를 수소문해 찾는 게 좋겠지요. 하지만 대부분 좋은 의사들은 예약이 꽉 밀려 있습니다. 그렇다면 차선으로 다른 의사에게 가는 등의 대안을 마련해야 합니다.

수술은 중요합니다. 환자마다 상황이 모두 다르기 때문에, 개복한 다음 순간적으로 빠른 판단을 내릴 수 있는 의사라야 합니다. 수술 테크닉도 무시할 수 없는 요소입니다. 수술을 잘못할 경우 후유증이나 부작용이 심하고, 심지어 재수술해야 하는 경우도 생기게 됩니다.

약물 치료를 한다고 해도 마찬가지로, 그 분야에서 최고의 의사를 찾아가도록 해야 합니다. 경과를 잘 추적해 가면서 약물의 진행 속도를 조절해야 하기 때문에, 경험이 많고 세심한 의사에게 치료를 맡기는 게 좋습니다. 좋은 의사를 찾아가는 것만 해도 투병의 30% 이상은 성공한 셈이라고 볼 수 있습니다. 이것은 부인할 수 없는 현실입니다.

좋은 의사를 찾으려면 우선 의사들에게 수소문해 보는 게 좋습니다. 일반인들이 아무리 유명하고 좋은 의사라고 믿고 있어도 실제로는 그렇지 않은 경우가 많기 때문이지요. 그럼 어떤 의사가 좋은 의사일까요?

좋은 의사란, 첫째는 앞에서 말한 것처럼 의사들이 인정하는 의사입니다. 의사들은 인정에 인색하지만 마음속으로는 어떤 의사가 실력 있는지 알고 있습니다. 누가 어떤 수술을 잘한다는 테크닉에 관한 것뿐 아니라, 누구의 환자가 경과가 좋다는 것까지 현장에서 직접 부대끼다 보면 모를 수가 없습니다.

둘째는 환자를 섬기는 의사, 환자들의 말을 다 들어 주는 의사입니다. 환자가 말할 때 차트나 들여다보고 환자가 묻는 질문에 마지못해 몇 마디 대답해 주는 의사는 결코 좋은 의사가 아닙니다. 세상의 모든 것에 옥석이 섞였듯 사명감이 있는 의사와 그렇지 않은 의사 중에서 진짜 옥을 고를 수 있어야 합니다.

셋째, 부지런한 의사를 찾는 게 좋습니다. 자기 환자에게 유독 헌신적인 의사들이 있습니다. 간호사나 의료진들 사이에서 환자를 잘 챙기는 의사는 익히 소문이 나 있습니다.

넷째, 환자의 눈높이에서 환자가 궁금해 하는 것을 성의껏 잘 설명해 주는 친절한 의사여야 합니다. 의사들도 평소 환자에게 정확한 의사 전달을 하기 위해 어느 정도의 표현력을 익혀두어야 합니다. 자신의 머릿속에 있는 걸 꺼내어 충분히 설명하려면 표현이라는 기술도 필요하기 때문입니다.

마지막으로, 환자를 위해 기도하는 의사를 찾아야 합니다. 수술하기 전날 환자를 위해 기도해 주는 의사와 수술 전날 술을 마시는 의사는 환자를 대하는 기본 태도 자체가 다릅니다. 따뜻한 조언과 용기와 격려를 아끼지 않는 의사는 환자의 투병 의지를 북돋우게 마련입니다.

의사라면 자기 환자를 끝까지 책임지는 자세가 무엇보다 중요할 겁니다. 투병이 시작되면 의사, 환자, 보호자는 2인 3각 경기를 하는 것처럼 서로 발을 묶고 완치를 향해 전진하는 관계가 됩니다. 이 세 명의 화합과 밸런스가 중요한데, 그중에서 의사가 나 몰라라 하면 환자와 보호자는 절망하게 됩니다.

환자가 위험을 느낄 때는 언제든지 전화할 수 있도록 저는 전화번호를 가르쳐 줍니다. 갑자기 상태가 위중해지거나 응급실에 가야 하는 상황이 발생할 경우라든가, 새벽에 통증이 와서 안절부절못할 때 전화 상담을 하기 위해서입니다.

반대로 의사도 사람이기 때문에, 환자 역시 좋은 환자가 되어야 합니다. 간혹 의사에게 격려해 주는 환자가 있습니다. 제 환자 중에는 늘 "선생님, 오늘은 피곤해 보이세요. 웃으세요!"라며 따뜻한 인사를 건네는 사람이 있었습니다. 육체적으로 고단할 때 그런 위로를 받으면 의사도 큰 힘을 얻게 됩니다.

그러나 가끔은 진료실 밖으로 밀어내고 싶을 정도로 얄미운 환자를 만날 때도 있습니다. 팔짱을 낀 채 '네가 뭘 알겠느냐'는 것처럼 따지듯 묻는 환자가 있었습니다. 이들은 꼭 의사의 실력이 어느 정도인지 테스트하려고만 합니다.

의사와 환자의 관계도 인간 대 인간의 만남입니다. 의사는 신처럼 전적으로 인간의 허물을 용서하지 못합니다. 환자가 따지려 들고, 믿지 않으려 하면 의사도 환자를 피하게 됩니다. 반대로 의사를 전적으로 신뢰하고 기대면 의사들도 더욱 책임감을 느끼게 됩니다. 환자 입장에서는 좋은 의사를 찾는 것도 중요하지만, 의사를 신뢰하여 좋은 결과를 만들어 내는 게 더 중요한 일입니다.

암 치료의 정석

4기의 암 vs. 5기의 인간

암은 진행 정도에 따라 1기부터 4기까지 나눕니다. 암이 최초로 발생한 곳에서 어느 정도 전이가 이루어졌느냐에 따라 정해지지요. 각 장기마다 정도가 다르지만, 4기는 흔히 말기라고 부릅니다.

사람들이 암에 대해 가지고 있는 몇 가지 부정적인 생각이 있는데, 첫째는 암에 걸리면 순차적으로 죽음을 향해 간다고 생각하는 겁니다. 초기든 말기든 무조건 죽는다고 생각합니다. 둘째는 얼마나 생존할 것인가 하는 생존율에 집착하는 겁니다. 1년, 2년 하는 것에 극도로 민감해지는데, 수치는 언제나 예외가 있을 수 있습니다. 셋째로 암에 특효약이 있다고 생각하는 겁니다. 주로 과장되게 흘린 정보를 믿는 경향이 있는데, 사실 특효약은 없습니다.

암 환자들이 모르는 것은 이것뿐 아니라 하나가 더 있습니다. 암에 4기가 있다면 인간에게는 '5기'가 있다는 사실입니다. 의지 있게 다섯 가지의 '기'를 실천하면 암을 충분히 무력화시킬 수 있습니다. 한 방에 보낼 수 있는 위력적인 특효약은 없는 대신, 작은 잽을 여러 번 내리쳐서 다운시켜버릴 수 있는 거지요. 권투에서도 맷집이 좋은 사람이 이기듯, 암 투병에도 환자가 얼마나 자신의 몸을 잘 관리하느냐에 따라 결과가 달라집니다.

제가 생각하는 5기란 첫째, '잘 먹고 잘 배출하기'입니다. 둘째는 '제대로 움직이고 운동하기', 셋째는 '제대로 숨 쉬기', 넷째는 '마음 다스리기', 다섯째는 '잠 잘 자기'입니다.

5기는 인간이 생명을 유지하기 위해 가장 기본적으로 하는 활동입니다 이 활동만 제대로 하면 자잘한 펀치를 맞더라도 잘 견디는 맷집이 생깁니다. 맷집이 강해진다는 것은 건강해진다는 것의 다른 말이고, 건강해진다는 것은 면역력이 강해진다는 말입니다. 이제부터 하나하나 꼼꼼하게 들여다봅시다.

첫째, 잘 먹고 잘 배출하기입니다. 잘 먹기 위해서는 '무엇을 먹느냐'보다 '어떻게 먹느냐'를 중시해야 합니다. 음식에 감사하고 오감을 동원해 먹는 즐거움을 느끼며 먹어야 합니다. 또한 먹을 때는 배출을 생각하고 먹어야 합니다. 회진을 돌다 보면 "아이고. 화장실에 가서 똥을 한번 시원하게 누어보는 것이 소원입니다."라고 말하는 환자들이 있습니다. 하루에 한 번 정해진 시간에 짧게 누는 배변 습관을 들여야 합니다. 균형 잡힌 이상적인 식사를 한다면 배변이 잘 안 될

리가 없습니다.

자연에서 난 그대로의 슬로푸드slow food가 이상적인 식사라고 생각합니다. 아침은 거르지 않고 든든하게, 점심은 적게, 저녁은 거의 안 먹는 정도로 식사량을 조절합니다. 아침 식사와 함께 항암 성분이 들어 있는 브로콜리, 마늘, 인삼, 녹황색 채소, 고구마, 토마토 중에서 야채와 과일 몇 가지를 골라 곁들여 먹으면 더욱 좋습니다.

둘째, 제대로 움직이고 운동하기입니다. 이렇게 하기 위해서는 무리하지 않겠다는 마음부터 가져야 합니다. 너무 경쟁하는 마음을 가지고 운동하는 건 피해야 합니다. "반드시 해내야지!"하는 긴장감 역시 좋지 않습니다. 안 쓰는 근육을 골고루 쓰고 그것을 발달시킬 수 있는 유연한 운동이 좋습니다. 필라테스 같은 것들이 아주 좋아 보입니다.

틈만 나면 맨손체조, 국민보건체조를 하거나 스트레칭을 해서 몸에 적당한 긴장을 실어주는 게 좋습니다. 기분 좋게 운동하면 대뇌에서 엔도르핀, 엔케팔린, 세로토닌, 다이돌핀이 적절히 분비됩니다. 엔도르핀은 기분을 좋게 만들어주는 쾌감 호르몬으로, 운동할 때 생기는 통증을 잊게 해 줄 겁니다.

셋째, 제대로 숨쉬기입니다. 제대로 숨을 쉬기 위해서는 공기가 깨끗한 곳을 찾거나 공기를 정화해야 합니다. 공기 정화 식물을 두거나 공기 정화기를 사용하는 것도 괜찮지만, 등산이나 산책 등 도시를 벗어나 자연을 자주 찾는 게 더 좋습니다. 이왕이면 오염된 곳은 피해서 숨쉬기를 하는 게 좋습니다. 자동차 배기가스와 미세먼지, 공해와 담배, 매연은 DNA를 손상시킨다고 알려져 있습니다. 옛날 굴뚝 청소부에게는 방광암이 많이 나타났는데, 굴뚝의 매연 속에 있는 니켈이나 코발트, 구리, 카드뮴 등을 포함한 공기가 암을 유발한 경우라고 볼 수 있습니다.

2013년 세계보건기구WHO는 미세먼지와 담배를 발암물질로 규정했습니다. 세계보건기구 산하 국제암연구소IARC는 보도자료를 통해, "대기 오염과 건강 영향에 관한 1,000개가 넘는 세계 각국의 연구논문 및 보고서를 정밀하게 검토한 결과, 대기 오염이 폐암의 원인이라는 증거가 충분하다고 결론지었다. 또 방광암 발병 위험을 높이는 증거도 있다."고 하였습니다.

암 환자는 일반인보다 10배는 더 오염되지 않는 공기를 마시고 좋은 호흡을 할 필요가 있습니다. 짧은 호흡보다는 긴 호흡이 좋은데, 긴 호흡은 한숨을 쉬는 것과는 다릅니다. 크게 숨을 들이마시면 허파꽈리까지 산소 공급이 가능해져서 허파가 탄력을 받게 되고, 그렇게 되면 일종의 긴장과 이완이 생깁니다. 그리고 호흡할 때는 좋은 감정을 싣는 게 좋습니다. 화가 났을 때는 가장 먼저 호흡을 가다듬어야 합니다. 미움, 질투, 분노, 성냄 같은 감정이 실린 거친 호흡은 건강에도 좋지 않습니다.

넷째로, 마음을 잘 다스리기 위해서는 마음을 차분히 가라앉혀야 합니다. 감정의 찌꺼기들을 걸러내어 마음을 평화롭게 해야 합니다. 하나님의 은혜를 받아 겸손해지면 마음을 다스리기 무척 쉬워집니다. 기도를 통해 스스로 정화할 수 있기 때문이지요.

반대로 교만하고 분노하면 마음이 거칠어집니다. 마음을 잘 다스리는 일은 호흡과도 닿아 있습니다. 마음을 다스리지 못하면 호흡이 잘 끊어지고 거칠어집니다. 호흡을 잘 조절하면 스트레스 관리도 잘할 수 있습니다.

마지막으로, 제대로 잠을 자는 것은 몸을 위해 무엇보다 중요합니다. 수면 시간은 신체의 모든 기관이 긴장을 풀고 재생하는 시간입니다. 어떤 의미에서는 잘 먹고, 잘 운동하고, 잘 호흡하고, 마음을 다스리는 이유가 바로 밤에 잘 자기 위해서라고 볼 수도 있습니다. 대개 하루를 평안한 마음으로 운동하고 열심히 일하면서 충실히 보내면 잠도 잘 자게 됩니다. 그러나 낮에 스트레스를 받으면 잠이 오지 않는 것은 자명한 노릇이지요.

5기의 기준은 하루 24시간입니다. 만약 피곤하다는 생각이 든다면 일찍 잠자리에 들어야 합니다. 암은 소모성 질환으로, 환자들은 피곤을 특히 많이 느끼게 됩니다. 일찍 일어나고 일찍 자는 아침형 인간이 건강에도 좋습니다. 늦어도 밤 10시 이전에는 취침하고, 7~8시간 정도 충분한 수면을 취하는 게 좋습니다.

금식과 과식은 숙면을 방해하기 때문에 오후 8시 이후에는 아무것도 먹지 않는 게 좋습니다. 만약 배가 너무 고프다면 비교적 위에 부담을 덜 주는 과일을 먹는 게 좋습니다. 자기 전에 가볍게 운동하거나, 목욕하거나, 스트레칭을 하면 혈액순환이 잘 되어 몸 전체가 나른해집니다. 또한 잘 때는 오른쪽으로 누워 무릎을 구부리면 간과 폐 같은 내부 장기에 부담이 덜어지기 때문에 숙면을 취하는 데도 도움이 됩니다. 그리고 잠자리에 들기 전에는 반드시 종일 있었던 나쁜 일들을 털어 버리고 감사한 마음으로 하루를 마감하도록 하세요.

이렇게 '5기'를 잘해서 하루가 평안하면 그 뒷날도 평안합니다. 하루가 평안하면 일주일이 평안하고, 일주일이 평안하면 한 달, 그리고 1년이 평안하게 됩니다. 규칙적인 생활을 하면 인체가 평안해지고 건강해지는 것은 당연한 결과가 아닐까요?

잘 질문하고 잘 듣는 법

　의사로서 환자를 진료할 때는 말 한마디 한마디가 참으로 어렵습니다. 환자가 아니라 내 아버지, 내 형제라면 차라리 편하겠지요.

　"말하기 전에 환자를 먼저 파악하라!"

　바바리 깃을 세운 형사 콜롬보는 아니지만, 저는 환자가 진료실 문을 열고 들어오는 순간부터 진료하기 시작합니다. 어디가 아픈지, 어떤 냄새가 나는지, 어떤 옷을 입고 왔는지, 걸음걸이는 어떤지, 일거수일투족이 관찰 대상이 됩니다. 보통은 30분 정도의 초진을 하고 나면 환자의 특성이 완전히 파악되는 편이지요.

　수천 번의 수술을 했지만, 같은 위암이라 하더라도 완전히 같은 경우는 한 번도 본 적이 없습니다. 전 세계에 70억 내지 100억 인구가 있다면 암도 70억 내지 100억 가지가 있고, 그에 따라 환자들도 듣고 싶어 하는 말이 모두 다릅니다.

　"선생님, 무엇을 어떻게 먹어야 하나요?"

환자의 이런 질문에 마음씨 좋은 아저씨처럼 "그냥 먹고 싶은 대로 먹으면 됩니다. 입맛이 당기는 대로."와 같이 대수롭지 않게 말하는 의사가 있습니다. 반대로 "규칙적으로 매끼 식사하시고, 가급적 식단을 짜서 골고루 영양소를 섭취할 수 있게 하세요." 이런 식으로 대답하는 의사도 있을 겁니다. 두 가지의 경우 어떤 일이 생길까요?

첫 번째 의사의 대답은, 평소에 식단을 짜서 깐깐하게 챙겨 먹던 사람에게는 좋은 조언이 될 수 있을 겁니다. 하지만 질문한 환자가 평소 식습관이 불규칙하고 외식이나 패스트푸드를 즐기던 사람이라면 이런 대답은 곤란합니다.

두 번째 의사의 대답 또한 마찬가지입니다. 지나치게 깔끔한 성격에 규칙적인 생활을 하는 사람에게 규칙적인 식사를 운운하면, 이런 환자는 식단을 짜서 냉장고에 붙여놓고 그대로 먹기 위해 노력할 겁니다. 매끼 정해놓은 반찬을 한 가지라도 빠뜨리지 않으려고 매일 슈퍼마켓으로 종종걸음을 칠 수도 있겠지요. 만약 우유 200ml를 빠뜨렸다면 '우유 먹어야 하는데…' 하고 우유를 먹을 때까지 조바심을 내게 될 겁니다.

의사는 환자의 질문에 대답하기 전, 질문한 환자의 성격이나 라이프 스타일을 먼저 고려해야 합니다. 그리고 환자가 평소에 의사의 말을 어느 정도 신중하게 받아들이는지도 살펴야 합니다. 의사의 말을 잘 듣는 환자일수록 의사의 한 마디는 절대적이 될 수 있기 때문이지요. 환자에 대한 조언은 맞춤형이 아니면 곤란합니다. 조언할 때는 의사의 입장에서 말할 게 아니라 환자의 입장에서 말해야 합니다. 환자가 어떤 생각을 품고 있는지 알아야 정확한 말을 해 줄 수 있기 때문입니다.

만약 앞서의 상황에서 깐깐한 모범생 같은 환자라면 이렇게 말하는 게 좋습니다.

"잘 챙겨 드셔야 합니다. 이왕이면 가공하지 않은 자연식을 드시고, 한 번씩 먹고 싶은 것을 드세요. 먹기 힘들다면 죽이라도 드셔야 기운을 찾지요. 입맛이 없다고 안 먹으면 어떻게 되겠습니까?"

반대로 밥 먹는 걸 싫어하는 사람에게는 잘 먹으라는 잔소리를, 몸에 좋은 걸 지나치게 밝히는 사람에게는 건강식품이나 건강 보조 식품에 현혹되지 말고 세 끼 식사를 잘하라고 잔소리를 해야 합니다.

의사는 환자를 어르고 달래고, 때로는 환자의 보호자까지 어르고 달래야 합니다. 환자가 보호자에게 못 하는 말을 해 줄 수 있는 사람도 의사이기 때문입니다.

반대로 환자는 의사의 진위를 제대로 파악해야 합니다. 환자마다 성격이 다르듯 의사마다 성격이 다르다는 걸 고려하여 듣는 게 좋습니다. 지나치게 꼼꼼한 의사와 지나치게 대범한 의사가 있다면, 그 의사의 성격을 고려해서 말을 이해해야 바른 판단을 내릴 수 있을 테니까요.

'무엇'이 아니라 '어떻게'를 고민해야 한다

"선생님, 어떤 음식을 먹는 게 좋을까요?"

첫 진료를 마치고 나갈 때마다 환자가 물어보는 질문입니다. 환자가 묻지 않으면 보호자가 꼭 물어봅니다. 환자나 보호자들은 마치 요리법을 배우는 사람처럼 쇠고기 30g, 현미밥 100g 하는 식으로 어느 정도 먹어야 좋은지, 어떤 것을 먹어야 하는지, 어떻게 먹어야 하는지에 대해서 꼬치꼬치 묻습니다. 이런 질문을 들을 때마다, 1만 번도 넘게 저는 이런 두루뭉술한 대답을 했습니다.

"특별한 음식은 없습니다. 가족과 같이 식탁에 둘러앉아서 즐겁게 식사하는 게 보약입니다."

음식에 있어 저는 슬로slow 운동이 필요하다는 주장입니다. 어떤 음식을 먹더라도 천천히 잘 씹어서, 가공식보다는 집에서 직접 만든 신선한 것으로, 생산량을 늘리기 위한 채소가 아니라 자연적으로 재배한 것(토종과 유기농)을 먹자는 겁니다.

식사에 대해 엄격하게 말하지 않는 데는 이유는 있습니

다. 병원에서는 칼로리와 영양을 계산해서 식단을 짜지만, 집에서는 그렇게 할 수 없습니다. 게다가 병원 식사도 다 먹는 사람은 거의 없습니다. 엄격하게 따지고 들면 골치만 아프다는 말입니다. 아무리 먹으려고 해도 먹히지 않으면 못 먹고, 아무리 먹고 싶어 하더라도 보호자가 만들지 않으면 못 먹습니다. 암은 몇 달, 몇 년을 투병하다 보니 엄격한 기준을 세우면 환자나 보호자가 그만큼 지치게 됩니다. 보호자들은 식사만 준비하는 게 아니라 환자의 모든 면을 다 보살펴야 하기 때문에 환자만큼 힘이 듭니다.

섭취량 역시 딱히 어떻게 하라고 말할 수 없습니다. 필요한 만큼 다 챙겨 먹어야 한다는 강박을 가지면 식사 자체가 고역일 수 있습니다. 그렇게 되면 먹을 수 있을 것도 못 먹게 됩니다. 편안한 마음으로 먹을 수 있는 만큼 식사하는 게 가장 좋습니다.

너무 기력이 없다 싶으면 조금 더 먹으려고 노력하고, 식사가 가능하면 식사를 하고, 기력이 없어서 씹지 못할 것 같으면 죽의 형태로 된 유동식을 먹도록 해야 합니다. 굳이 덧붙이자면 한 숟가락만 덜 먹으라고 하는 게 일반인들에게 권하는 식사라면, 만든 이의 정성을 생각해서 한 숟가락만 더 먹으라는 게 암 환자들에게 권하는 식사법입니다.

한 끼에 다섯 가지 식품군을 만족할 만한 식사를 해야

한다는 강박관념을 가질 필요도 없습니다. 이번 식사에 단백질이 좀 덜 들어 있다면 다음 식사 때 보충하면 됩니다. 될 수 있는 한 골고루 먹는 게 좋지만, 한 끼에 모든 걸 다 먹는 것은 사실상 불가능합니다. 그렇게 준비할 수 있는 보호자도 거의 없습니다.

만약 환자가 항암제 등으로 식욕이 떨어져서 많이 먹지 못할 때 보호자가 계속해서 음식을 권유하게 되면, 그에 지친 환자는 보호자의 선의를 힘들어하게 되며 환자와 보호자 간의 유대감을 해칠 수도 있습니다.

꼭 지켰으면 하는 것은, 될 수 있는 대로 골고루 먹고, 농약 등에 오염되지 않은 안전한 농산물로 만든 음식을 먹고, 신선한 재료로 바로 조리해 먹는 것입니다. 음식은 냉장고 속에 둔다 해도 변질되기 때문에 늘 신선한 재료로 그때그때 만들어 먹는 것이 좋습니다.

간혹 엉뚱한 질문을 받기도 합니다. '금식을 하는 게 좋냐' '육식을 금해야 하느냐' 같은 것입니다. 금식에 대한 견해는 분분하지만, 어디까지나 환자의 컨디션이 좋을 때만 가능합니다. 하루 이상의 금식은 힘든 일이므로, 환자가 힘이 없어 할 때 금식은 곤란합니다.

암세포를 굶겨 죽이기 위해 환자가 곡기를 끊을 수는 없는 노릇입니다. 굶으면 암세포로 가는 영양만 차단되는 게 아니라 정상 세포로 가는 영양까지도 차단됩니다. 암세포는 나름대로 메커니즘이 있기 때문에 크게 영향을 받지 않습니다. 암세포를 굶겨 죽이려다가 환자가 먼저 쓰러지는 일이 생길 수도 있습니다.

　육식 역시 특별히 꺼릴 이유는 없습니다. 고기를 먹으면 암세포가 커진다고 안 먹는 사람도 있는데, 반드시 그런 것은 아닙니다. 면역 세포를 만드는 모든 원료는 단백질에서 공급을 받아야 합니다. 그래서 암을 예방하는 데는 채식이 도움이 될 수 있지만, 암을 치료하는 데는 채식과 육식을 골고루 균형 있게 섭취해야 합니다. 물론 환자는 소화력이 떨어지기 때문에 갈비를 먹거나 할 수는 없습니다. 그렇더라도 살코기는 조금씩이라도 먹어야 합니다. 암은 소모성 질환으로 많은 영양이 필요하기 때문입니다.

　무엇을 먹을 것인가 하는 문제는 가장 상식적인 선에서 정리하는 게 좋습니다. 신선한 것으로, 무엇이든 골고루, 과하지 않게, 무엇보다 즐겁게 잘 먹는 것이지요. 그리고 과식하지 않아야 합니다. 과식하거나 고기를 먹으면 대사 과정에서 활성 산소가 많이 방출됩니다. 산소는 몸에 꼭 필요한 것이지만, 무엇이든 과하면 좋지 않은 것처럼 활성 산소도 건강에 나쁜 영향을 끼칩니다.

　제가 중요하게 생각하는 부분은 '무엇을 먹을 것인가'

가 아니라 '어떻게 먹을 것인가' 하는 방법입니다. 환자와 보호자의 관심은 주로 '무엇을 먹을 것인가'에 집중됩니다. 특별히 건강해지는 식품은 없으며, 한 가지만 먹어서 건강해지지도 않습니다. 형편에 따라 먹으면서 어떻게 먹을 것인가를 더욱 생각해야 합니다.

환자에게 저는 늘 즐겁게, 꼭꼭 씹어서 식사를 즐기라고 권합니다. 사람의 치아는 모두 32개인데, 적어도 음식을 먹을 때의 치아 수만큼 32번 이상 씹어 먹는 게 좋습니다. 오래 씹을수록 소화 효소가 많아지고 흡수가 쉬운 상태가 되어서 영양분을 고루 섭취할 수 있습니다.

음식을 대하는 마음도 중요합니다. 음식을 받으면 감사하는 마음을 가져야 합니다. 음식을 먹을 수 있고, 음식이 눈앞에 있다는 사실에 대하여 기뻐하고, 음식을 준비해 준 보호자에게 고마워해야 합니다. 또한 골고루 먹고, 먹는 즐거움을 느껴야 합니다. 가능한 한 시각, 청각, 촉각, 후각, 미각을 전부 동원하여 식사하는 게 좋습니다. 스트레스가 쌓인 상태에서는 되도록 음식을 먹지 않기를 권합니다. 소화도 안 되고 몸에 부담이 가기 때문이지요.

과식하는 것 역시 좋지 않습니다. 될 수 있는 한 소식이 좋습니다. 특히 아침은 조금 많이 먹고, 점심은 적당히, 저녁은 적게 먹는 것이 좋습니다. 하지만 항암 치료로 식욕이 떨어져 있다면 그때그때 식욕이 생길 때마다 잘 먹어 두는 것이 좋습니다. 그리고 매일 적어도 30분 정도의 운동을 하면 소화에도 도움이 되고, 적정 체중을 유지하는 데도 도움이 됩니다.

이 모든 것에 앞서, 환자에게 가장 필요한 식사는 가족이 함께하는 사랑으로 가득 찬 자리입니다. 서로 반목하거나 환자 혼자 먹게 하는 건 좋지 않습니다. 혼자 먹는 식사는 없는 입맛을 더 없앱니다. 가족이 둘밖에 없는 상황이라 환자 혼자 식사해야 할 경우가 생길 수도 있습니다. 그럴 때는 옆에서 편안한 식사가 되게끔 시중을 들어주는 게 좋습니다. "물 좀 더 먹어라" "꼭꼭 씹어라" 등 옆에 앉아서 해 주는 사랑이 담긴 잔소리 한마디가 오히려 환자에게는 약이 됩니다.

먹어야 할 것과 먹지 말아야 할 것

    암 환자에게 있어, 무엇을 먹느냐보다 어떻게 먹느냐 하는 방법론이 더 중요한 건 확실합니다. 그러나 '무엇'을 먹어야 하는지 몇 가지 조언은 할 수 있습니다. 건강을 생각한다면 먹어야 하는 음식과 먹지 말아야 하는 음식이 분명 따로 있습니다. 엄밀히 말하자면 이건 암 환자에만 국한된 게 아니라 건강한 일반 사람들 모두에게 해당하는 것입니다.

    첫 번째로 과일과 채소를 골고루 먹어야 합니다. 하루에 5~10회 정도 세 가지 이상의 과일이나 채소를 섭취해야 하는데, 이왕이면 색깔 있는 음식을 먹는 게 좋습니다.

    녹색의 브로콜리, 양배추, 키위, 아보카도, 콩, 셀러리, 피망 등에는 비타민 C, 카로티노이드, 플라보노이드 같은 물질을 함유하고 있습니다. 또한, 노화 방지에 도움이 되는 물질과 섬유질, 엽산, 철분, 칼륨, 칼슘 등 미네랄이 풍부하게 들어 있습니다.

    흰색의 마늘, 양파, 생강, 무, 버섯, 감자, 배, 바나나에는 항산화 물질인 비타민 C가 들어 있습니다.

주황색의 당근, 호박, 옥수수, 감귤, 감, 오렌지, 황도, 파인애플, 망고, 레몬, 배 등에도 역시 비타민 C와 섬유질, 엽산, 칼륨, 칼슘 등이 함유돼 있습니다.

빨간색의 토마토, 붉은 고추, 붉은 양파, 수박, 딸기, 사과, 앵두에는 안토시아닌과 카로티노이드, 비타민 C, 섬유질, 칼륨이 풍부합니다.

자주색의 가지, 포도, 자두, 꽃상추, 적채, 자색 아스파라거스, 자색 근대 등에는 안토시아닌, 석탄산, 섬유질과 영양소가 풍부하게 들어 있어 암과 심장 질환 예방은 물론 시력이나 면역력 증가에도 도움이 됩니다.

그런데 잊지 말아야 할 것은, 특정 음식물을 먹는다고 해서 암에 안 걸리는 것은 아니라는 사실입니다. 암을 예방하는 식품을 말할 때 단골로 오르내리는 성분이 항산화제입니다. 대사 과정에서 산화 물질이 발생하면 이는 정상 세포를 파괴할 수 있습니다. 항산화제는 산화 작용을 방지하는 역할을 합니다. 암 예방 성분으로 알려진 비타민 C, 플라보노이드, 카로티노이드, 안토시안, 페놀, 리코펜 등이 대부분 항산화제라 할 수 있습니다. 요즘은 새싹 채소가 건강에 좋다는 사실을 다들 알고 있을 겁니다. 브로콜리 싹에는 풍부한 비타민 C, 베타카로틴, 셀레늄 등이 들어 있는데, 이들은 모두 항산화제 역할을 합니다.

암을 예방한다고 알려진 식품도 있습니다. 토마토에 있는 리코펜은 널리 알려진 항산화제로, 전립샘암을 예방한다고 알려져 있습니다. 이탈리아 남성들에게서 전립샘암이 드문 것을 추적하다 보니 토마토를 주목하게 된 것이지요. 그밖에도 양배추에는 위암을 예방하는 인돌, 스테롤, 베타카로틴, 셀레늄 등의 물질이 함유되어 있습니다.

하지만 몸에 좋다고 해서 몇 가지만 질리게 먹을 수는 없습니다. 편식도 하게 되지요. 게다가 이 음식들을 다 먹는다고 해서 전적으로 암이 예방되는 것도 아닙니다. 다만, 좋다고 하는 음식을 좀 더 잘 챙겨 먹으면 좋다는 겁니다.

두 번째로, 육류를 섭취할 때는 쇠고기나 돼지고기보다는 닭고기나 생선을 먹고, 콩 같은 음식을 섭취하는 게 좋습니다. 고기를 먹고 싶다면 닭고기, 오리고기, 생선처럼 육질이 흰 고기가 좋습니다. 순서를 따지자면, 돼지고기보다는 쇠고기나 닭고기가, 육류보다는 생선이 좋습니다. 미국국립암연구소와 세계암연구재단 등에서는 육질이 흰 고기(생선, 닭고기, 오리고기)가 적색 고기보다 불포화지방산이 풍부하고 몸의 산화와 관련된 철분 함량이 적어 암 예방에 좋다고 권합니다.

세 번째로, 비타민과 미네랄을 충분히 섭취하는 게 좋습니다. 음식으로 섭취하는 게 가장 좋지만, 음식만으로 모든 영양소를 완벽하게 섭취할 수 없다면 부족한 비타민이나 미네랄을 매일 영양제로 보충해 주는 것도 도움이 됩니다.

특히 적당량의 셀레늄과 엽산이 포함된 비타민 섭취를 권장합니다. 미네랄 중에서도 특히 칼슘, 아연, 셀레늄이 부족하지 않게 주의해야 합니다. 한국인의 칼슘 섭취량은 500mg도 못 미친다고 하는데, 이는 권장량의 1/2 수준입니다. 칼슘은 대장암을 예방할 가능성이 있으며, 골다공증 예방에는 필수적이라고 볼 수 있습니다. 부족한 칼슘 500mg을 더 섭취하려면 보통 우유 2잔, 칼슘 우유 1잔, 요구르트 5개, 두부 1모, 참치 통조림 1캔, 추어탕 1그릇, 고춧잎 1종지, 뱅어포 3장을 더 먹어야 한다는 걸 염두에 두길 바랍니다.

네 번째, 이왕이면 가공식보다는 자연식을 드세요. 매일 먹으면 좋은 식품의 대표로는 해조류, 녹황색 채소, 고구마, 감자, 인삼, 마늘, 버섯, 양파, 토마토, 매실, 당근, 브로콜리 등을 꼽을 수 있습니다. 곡류 또한 가공이 많이 된 백미보다는 현미, 잡곡, 오곡밥처럼 가공이 덜 된 곡류를 하루 일곱 가지 이상 먹는 게 도움이 됩니다. 정제되지 않은 거친 음식일수록 식이섬유가 많이 들어 있기 때문이지요. 시판되고 있는 섬유질 음료나 섬유질 식품의 상당수는 식품 공학적으로 제조된 기능성 섬유질을 사용하기 때문에 식이섬유의 양이 많다고 해서 꼭 좋다고 할 수 없습니다.

다섯 번째, 자극적인 음식은 피해야 합니다. 대표적인 음식이 패스트푸드와 같은 정크 푸드입니다. 한마디로 외식은 믿을 만한 재료로 정성을 들여서 요리하는 식당에 가서 하는 게 좋습니다. 정크 푸드는 짧은 시간에 강한 맛을 내기 위하여 자극적인 맛을 추구하게 됩니다. 짠 것, 매운 것, 볶은 것, 기름에 튀긴 것, 조미료를 많이 쓴 것은 피하는 게 좋습니다.

또한, 오백五白 식품이라는 것이 있는데 흰쌀, 흰 밀가루, 흰 소금, 흰 조미료, 흰 설탕처럼 몸에 좋지 않은 다섯 가지 가공식품을 말합니다. 우리 몸의 오적五敵이라 할 수 있지요. 여기에 덧붙여 흰 방부제가 많이 들어간 음식 역시 삼가는 것이 좋습니다.

여섯 번째, 물을 충분히 섭취해야 합니다. 물은 적어도 하루에 2L, 소변이 맑아질 때까지 마시는 게 좋습니다. 물을 충분히 마시면 신진대사가 원활해집니다. 식사 도중에 물을 마시지 말라는 사람이 있고 식사 후 30분 지나서 물을 마시라고 하는 사람도 있지만, 이것저것 따져 마시는 것보다는 갈증이 날 때마다 마시더라도 하루 최소 2L 정도 마시는 게 도움이 됩니다.

음식은 고분자 알갱이이기 때문에 우선 몸의 수분을 빨아들입니다. 음식물도 물에 희석되어야만 세포 안에서 분자

화되어 소화와 흡수가 원활히 이루어집니다. 이런 이유로 물은 되도록 많이 마시는 게 좋습니다. 고혈압이나 당뇨, 변비, 천식, 궤양, 편두통, 관절염, 요통, 비만도 다른 관점에서 보면 체내 수분 부족과 연관이 있습니다. 물을 충분히 섭취해서 세포가 춤추며 순환할 수 있도록 만들어 주면 자연치유력도 높아지고 면역력도 좋아집니다.

반면, 먹지 말아야 하는 것의 첫 번째로는 술과 담배를 꼽을 수 있습니다. 암의 원인 중 70~80%가 술, 담배와 관련 있습니다. 술은 간암뿐 아니라 구강암, 식도암, 인후두암, 유방암 등을 일으킵니다. 담배는 폐암을 유발하는 물질을 다량 함유하고 있습니다. 담배를 많이 피운다는 말은 누가 빨리 죽는지 시험해 보자는 것과 같고, 술을 많이 마신다는 것은 누가 더 바보가 되는지 시험해 보는 것과 같습니다. 술을 꼭 마셔야 한다면 하루 2잔으로 제한해야 합니다. 또한, 커피도 너무 진하게 많이 마시는 것은 좋지 않습니다. 연한 아메리카노로 하루에 한두 잔 정도는 무방하지만 그 이상은 곤란합니다.

둘째, 건강 식품이라도 혐오 식품이거나 유통과정이 불안한 식품은 안 먹는 게 낫습니다. 고통으로 죽어간 개, 고양이, 뱀, 지네, 박쥐, 기타 야생동물들은 비위생적인 상태로 유통되고 있습니다. 무엇보다 먹기 위해 무분별하게 생명을 죽이는 태도에 문제가 있다고 생각합니다.

　늘 잊지 말아야 할 점은 무엇을 먹을 것인지에 앞서 어떻게 먹을 것인지를 생각하는 것입니다. 하지만 무엇을 먹을까 생각할 때는 이러한 것들을 고려하여 식품을 고르는 게 좋습니다. 특별한 것을 먹거나 암에 좋은 특효약을 기대하면서 음식을 먹는 것이 아니라, 일상에서 꾸준히 좋은 음식을 행복하게 먹는 것이 좋습니다.

무조건 검사하지 않아도 된다

환자들 중에는 병원 치료를 받다가 가끔 이런 문의를 하는 경우가 있습니다.

"병원에서 하라는 검사를 다 받아야 합니까?"

"병원 치료를 받다 보면 쓸데없는 검사가 너무 많습니다. 새벽녘 곤히 자고 있을 때 간호사가 혈액을 채취해 가느라 여기저기를 주삿바늘로 찔러대면 무척 속이 상합니다. 잠이 달아나서라는 이유는 차치하고라도, '왜 이렇게 하나마나한 검사를 해야 하나'라는 생각이 들기 때문입니다."

병원 생활을 어느 정도 해 본 환자와 보호자는 그 검사가 꼭 필요해서 하는 것인지, 관례로 하는 것인지 압니다.

병원에서는 반드시 각 치료마다 추적 검사를 합니다. 수술이나 방사선 치료, 약물 치료 등을 한 후 치료에 제대로 반응하는지, 잘 낫고 있는지 알기 위해서 CT나 X-레이를 찍고 혈액 검사를 합니다. 이러한 추적 검사는 꼭 필요한 검사지만, 그 횟수가 문제될 수 있습니다. 경우에 따라서는 두 번할 것을 한 번만 할 수도 있습니다. 물론 새로운 약이 들어가거나 항암 치료나 방사선 치료를 했다면 당연히 받아야겠지만, 지난주와 다를 바 없는 치료를 하고 있고 몸의 상태도 괜찮다면 굳이 받을 필요가 없습니다. 몸의 상태가 어떤지는 환자 본인이 더 잘 알기 때문이지요.

잦은 검사는 환자가 강박을 느끼게 합니다. 좋은 결과를 접한 지 일주일도 안 되어 나쁜 결과를 접하게 되면 환자들은 왜 나빠졌는지 걱정부터 하게 됩니다. 그러고는 다시 좋아졌다는 말을 들을 때까지 안절부절못하게 되지요. 이런 폐해를 없애기 위해서라도 지나친 추적 검사는 옳지 않습니다. 가능하다면 꼭 추적이 필요한 검사만 최소한으로 할 필요가 있습니다.

암 투병에서 바람직한 자세는 검사를 통해 호전되고 있는 것을 확인하는 것보다, 어떤 결과든 믿고 나아가는 것입니다. 만약 환자나 보호자 입장에서 불필요한 검사라고 생각된다면, 한 번쯤 안 받아도 되는지 담당 주치의나 교수 같은 의료진에게 문의해 봐도 좋습니다. 담당 의사는 반드시 추적이 필요한 검사가 아니라면 "다음에 할까요?"라며 건너뛰라고 할 겁니다.

오래 투병한 환자 중에는 팔뚝의 핏줄이 다 죽은 경우가 많아, 전신에서 채혈이 가능한 혈관을 찾아서 혈액을 뽑을 때도 있습니다. 극단적인 예시겠지만 불필요한 검사 한

번이 그만큼 환자에게는 육체적·정신적 고통이 될 수 있다는 뜻입니다. 더 나쁜 점은 이렇게 잦은 검사는 환자의 투병 의지를 꺾을 수도 있다는 점입니다. 추적 검사 결과가 점점 좋아진다면 환자는 희망을 얻겠지만, 반대로 나빠진다면 심리적으로 낙심하고 흔들리게 됩니다.

의사는 이런 환자들을 위해서 좀 더 세심하게 배려할 필요가 있습니다. 검사 결과를 말해 줄 때도 조금 더 조심스러운 태도로 말하는 게 좋습니다. 환자들은 차트를 보는 의사의 표정만 보고도 금방 알아챕니다. 그렇기에 특별히 알려야 하는 내용이 아니라면 검사 결과가 조금 안 좋게 나오더라도 위로와 응원해 주는 쪽이 좋습니다. 차트만 보고 수치를 나열하는 것보다, 더욱 친절한 마음으로 위로하며 환자와 눈을 맞추고 대화하길 바랍니다.

"왜 이렇게 되었어요? 지난주보다 수치가 떨어졌네요"라고 말하는 것과 "조금 더 힘내시고 용기를 잃지 마세요"라고 말하는 것, 이 두 가지 말은 받아들이는 입장에서는 전혀 다른 결과를 초래합니다.

환자가 병원 생활을 잘하기 위해서는 보호자도 몇 가지 요령을 익혀놓는 게 좋습니다. 그중에 하나가 이러한 추적 검사를 적당한 선에서 받도록 하는 것과 의사를 대하는 태도입니다. 의사에게 환자의 특징에 대해 말해 주고 환자가 걱정할 만한 말은 듣지 않게끔 미리 차단하는 자세도 필요합니다.

드물긴 하지만 의사와 트러블이 생길 경우도 대비하는 게 좋습니다. 의사가 최선을 다해도 환자와 보호자의 기대에 미치지 못하는 결과를 초래할 수도 있습니다. 특히 수술로 인한 합병증이나 후유증 때문에 환자와 의사의 관계가 되돌리기 어려운 상황이 되는 경우가 많습니다. 환자가 합병증으로 몇 개월씩 병원 생활을 하게 되면 환자와 의료진, 보호자와 의료진 사이에 미묘한 갈등이 하나둘씩 생깁니다.

많은 보호자와 환자들이 이럴 때 병원을 바꾸고 싶어 합니다. 환자와 보호자가 담당 주치의를 믿고 따르는 것은 너무나 중요하지만, 이미 불신이 생겨 그 골이 깊어졌다면 오히려 환자를 다른 병원으로 옮겨서 새로운 마음과 각오로 치료를 시작하는 것이 더 현명할 수도 있습니다.

그 전에 알아 두어야 할 점은 모든 수술에는 합병증이란 것이 있고, 대개의 경우 합병증은 잘 치료하면 회복된다는 겁니다. 합병증이 생겼다고 무턱대고 감정에 치우쳐 병원을 바꾸게 되면 환자 이송으로 발생하는 문제 등으로 인해 오히려 환자에게 더 부담이 갈 수도 있습니다.

어떤 상황에서든 환자나 보호자는 성급하게 판단을 내리지 말고 세심하고 현명하게 대처하는 게 중요합니다.

모르는 일에 애쓰지 않기

　　살다 보면 결과가 눈앞에 있어도 원인을 알 수 없는 일
들이 있습니다. 어떻게 보면 암도 그중 하나입니다. 그동안
제가 진료했던 환자 중에 이런 경우가 있었습니다. 30대 초
반의 이비인후과 의사였던 그 남자 환자는, 의학 저널에 보
고해야 할 정도로 아주 특이한 경우였습니다.

　　"도대체 오리진origin을 모르겠다고 합니다."

　　오리진이란 암이 발생한 원발 병소(최초로 암이 발생
한 위치)를 말합니다. 그 환자는 자신이 의사임에도 모르는
게 있다는 사실이 갑갑한 듯했습니다. 그가 저를 찾아온 건
2005년 3월로, 2004년 11월에 이미 제대(배꼽) 주위를 수술
받고 여섯 번의 약물 치료를 받았는데도 간에 두 군데 전이
가 되어 있었습니다. 간에서 제법 큰 암세포가 발견되었는
데, 어디서부터 그 암이 시작되었는지 아무리 검사를 해 봐
도 밝혀내지 못하고 있는 상태였습니다.

　　이런 증례는 매우 희귀한 경우입니다. 치료하는 의사
입장에서도 매우 막막한 상황입니다. 어느 병이든 어디서 시

작되었는지 원발 병소를 정확하게 모르면 치료가 다소 어렵습니다. 어디를 기준으로 두고 치료해야 할지 치료 방향을 정하기 어렵기 때문이지요. 그러다 보니 의사들이 할 수 있는 일이란, 사용할 수 있는 항암제란 항암제를 다 쓰며 환자의 상태를 지켜보는 것뿐입니다. 원인이 어디서 시작되었는지 잘 모르기 때문에 쓸 수 있는 약은 다 쓰는 방법을 택한 것입니다. 이러다 보니 그 환자가 저를 찾아왔을 때는 매우 쇠약해진 상태인데다 약의 부작용으로 손발이 저리는 증세도 있었습니다.

"3개월 살 거라고 하더군요."

"그건 아무도 모르는 일입니다."

그 환자는 자포자기 상태였습니다. 이렇게 답답한 경우를 당하고 보니 어떻게 해야 할지 경황이 없었던 것입니다. 거기다가 환자가 의사인 까닭에 웬만한 건 다 알고 있었고, 그래서 제 말은 더욱 환자를 위한 립 서비스 정도로 받아들여질 소지가 있었습니다. 하지만 아무도 모른다는 말은 립 서비스가 아닙니다. 실제 암을 치료하다 보면 설명할 수 없는 일들이 종종 일어난다는 걸 알기 때문에 한 말이었습니다. 그리고 생명이 얼마나 남았는지는 그 누구도 알 수 없습니다. 그것은 하늘의 영역이기 때문입니다.

비록 병의 원인은 알 수 없었지만 그 환자에게는 한 가지 다행인 점이 있었습니다. 아내가 지극한 정성으로 간호한다는 것이었습니다. 아내는 저의 치료를 믿으며 누구보다 적극적으로 따라주었고, 몸에 좋다는 음식은 다 해서 먹였습니다. 또한, 늘 기도하고 반드시 살아날 거라는 축복도 잊지 않았지요. 두 달이 흘러, 아내의 정성에 감동해서인지 환자의 면역 수치가 올라가기 시작했습니다.

"2주 전보다 훨씬 좋아지셨네요? 지난번보다 지내기가 더 좋으시죠?"

"그런가요? 지내기가 훨씬 수월하긴 합니다."

반신반의하는 환자 옆에서 아내는 눈물을 흘렸습니다. 3개월을 살 것이라고 한 환자는, 치료한 지 3개월째 접어들자 일상적인 생활을 하는 데 전혀 무리가 없을 정도로 좋아졌습니다.

"이 정도면 복귀할 수 있겠습니까?"

"예, 점점 좋아지고 있으니까 복귀를 해도 무리가 없을 것 같습니다."

저도 그가 복귀를 생각할 정도로 빨리 회복할 수 있을 줄은 몰랐습니다. 치료를 받던 병원에 검진을 받으러 가니, 그를 치료하던 다른 의사들도 어떻게 이런 결과가 나왔는지 다들 깜짝 놀라 할 정도였습니다. 그렇게 그 환자는 석 달 만에 다시 의사로 복귀했습니다. 그는 종합병원 이비인후과 의사로 종일 바쁘게 환자들을 진료하고, 시간이 나면 다른 이들을 위해 봉사도 합니다. 살아있음에 감사하고, 지금 사는 것은 덤으로 생각하며 시간을 아끼고, 의미 있는 삶을 살기 위해 노력하는 중입니다.

세상에는 원인을 모르는 일이 너무 많습니다. 그의 암이 어디서 시작되었는지를 밝혀내지 못했듯이 암이 어떤 계기로 그의 몸에서 힘을 못 쓰고 있는지도 밝혀내지 못했지요. 환자들은 모르는 일에 대해서 알려고 너무 애를 쓰기보다는 차라리 마음을 편하게 먹고 하늘에 모두 맡기는 것이 더 지혜로울 수도 있습니다.

내 몸에 맞는 운동법

흔히 사람들은 운동만 하면 몸에 다 좋다고 생각합니다. 운동이 몸에 좋은 건 사실입니다만 문제가 되는 건 '과한' 운동입니다. 아무리 몸에 좋다고 해도 너무 과하게 하면 오히려 건강을 해치게 됩니다.

암 환자 중에도 운동은 무조건 좋다고 생각하여 필요 이상으로 열심히 하는 분들이 있습니다. 반대로 너무나 힘들다고 제대로 하지 않는 분도 있지요. 사실은 두 경우 모두 바람직하지는 않습니다. 세상 모든 일은 과하면 균형이 깨어지고, 반대로 너무 모자라도 문제가 생깁니다.

암 환자는 자신의 몸에 알맞고 적절한 운동을 찾아 하는 게 참 중요합니다. 보통 운동이란 격렬하게 몸을 움직이거나 땀을 많이 흘리는 과격한 동작이라고 생각하기 쉽습니다. 그러나 암 환자에게 좋은 운동은 과격하거나 격렬하기보다는 신체를 부드럽게 하거나 피로를 풀고 활기가 살아나게 하는 운동입니다. 운동함으로써 기분이 상쾌해지고 투병에 용기와 자신감이 생긴다면 그 운동은 암 환자에게 좋은 운동입니다.

운동은 스트레스로 인해 굳어진 몸을 풀어 주는 역할도 합니다. 암으로 인해 위축되고 두려웠던 마음도 운동을 하면 회복될 수 있습니다. 운동 자체도 좋지만 스스로 몸을 위해 무엇인가 노력하고 있다는 생각은 몸이 좋아지고 있다는 느낌도 들게 합니다. 이는 환자에게 자신감을 심어 줄 수 있습니다.

암 환자는 몸을 활발히 움직이는 민첩한 운동보다 맨손 체조처럼 몸을 유연하게 풀어 주는 운동이 더 좋습니다. 평소에 잘 사용하지 않던 근육을 스트레칭 하듯이 쭉쭉 펴 주는 운동이 필요합니다. 칼로리 소비가 많은 운동은 힘이 들어서 할 수도 없을뿐더러 힘들게 운동할 경우 오히려 몸에 역효과가 될 수 있습니다. 운동이 좋다는 생각과 의무감 때문에 칼로리 섭취량이 부족한 상태에서 몸을 과하게 움직이게 되면 오히려 몸의 균형과 조화를 깨뜨리고 면역력을 떨어뜨리게 됩니다.

맨손 체조 외에도 산책이나 걷기, 줄넘기, 등산, 수영 같은 운동을 조금 땀이 맺힐 정도로 하는 게 좋습니다. 이런 운동은 비용도 별로 들지 않고 신체를 골고루 움직이게 해 주는 효과가 있습니다. 특히 새 소리, 바람 소리, 시냇물 소리 같은 자연의 음성을 들으며 용기를 다지는 시간을 가질 수 있는 등산이 좋습니다. 더불어 나무가 뿜어내는 음이온과 피톤치드를 접할 수 있다는 효과도 누릴 수 있습니다.

다만, 운동할 때 주의해야 할 점이 있습니다. 점수를 매기는 운동은 경쟁력을 유발할 수 있어 좋지 않다는 것입니다. 1 대 1, 2 대 0 이런 식으로 점수를 매길 수 있는 테니스, 탁구, 축구 등은 자칫하면 스트레스를 유발할 수 있습니다. 또한 운동의 강도로 인해 다칠 수도 있습니다. 운동량은 스스로 지혜롭게 조절해야 합니다. 기준은 운동하고 난 뒤 상쾌함이 있는지 피로감이 있는지 살펴보고 정하면 됩니다. 너무 피곤할 정도로 운동하는 것 또한 피해야 합니다.

저는 틈만 나면 연구실에서 팔과 다리를 쭉 뻗고, 발가락 하나하나에 힘을 주기도 하고, 관절을 움직이며 스트레칭도 합니다. 몸을 중심에서 바깥으로 밀어내는 기분으로 쭉쭉 뻗기도 합니다. 또 일어났다 앉았다 하는 스쿼트squat도 합니다. 이러한 맨손 체조를 5~10분 정도 하다 보면 몸이 시원하고 이마에 땀까지 배어납니다. 스트레칭은 의자에 앉거나 누워서도 할 수 있으므로, 틈만 나면 해 보면서 평소에 잘 사용하지 않았던 근육을 이완시키는 것이 좋습니다.

그 밖에 권하는 것은 팔을 앞뒤로 흔들며 빠르게 걷기입니다. 걸으면서 박수를 치기도 하고 웃기도 하면 더욱 좋습니다. 이때 하나둘 구령을 붙여가며 씩씩하게 하거나, 자신에게 힘을 불어넣는 구호를 외치는 것도 좋은 방법이 됩니다. 예를 들면, "나는 낫는다!" "그래, 이겨 내자!" "나는 치유될 수 있다!" "이정도 병이야 내가 극복할 수 있다!" "그래도 나는 참 행복한 사람이다!" "하나님께서 다 치료해 주신다!" 등을 외치면 좋습니다.

이런 구호들은 스스로 회복할 수 있다는 강한 확신을 갖게 하고 용기도 줍니다. 걷고 뛰는 가운데 새로운 힘과 암 극복에 대한 의지가 생겨날 겁니다. 지금 바로 자리에서 일어나 천천히 몸을 움직여 보십시오. 예전에 경험하지 못했던 힘이 날 것입니다.

마음을 다스리는 스트레스 관리 십계명

마음을 잘 다스리는 일은 참 어렵습니다. 그중에서도 가장 어려운 게 바로 화를 다스리는 일입니다. 태울 것이 다 사그라져 잿더미가 되어야 비로소 불길이 잡히는 것처럼, 마음속에서 끓어오른 화도 이와 비슷합니다. 마음의 응어리가 다 타고 온몸의 기력이 다 소진되어야 잡힙니다. 이렇기에 자신의 마음을 잘 다스릴 수 있으면 인생을 다스릴 수 있고 암도 잘 다스릴 수 있습니다.

사실 '스트레스'란 나쁜 말이 아닙니다. 스트레스, 즉 긴장감은 느슨한 육체와 정신을 딱 맞는 옷처럼 적당히 조여 주어 우리 몸이 선순환되도록 합니다. 운동이나 자세 바르게 앉기 등은 육체에 가하는 일종의 스트레스입니다. 책 읽기나 생각하기, 묵상하기 등도 역시 정신에 적당한 스트레스를 줍니다. 이처럼 적당한 강도의 스트레스는 오히려 건강에 도움이 됩니다. 다만 긴장이 지속되거나 강도가 높아 몸이 이기지 못하고 병적인 상태가 되면 문제가 됩니다.

건강한 사람도 스트레스 관리를 잘해야 하지만 아픈 사

람, 특히 암 환자는 스트레스 관리에 더욱 신경을 많이 써야 합니다. 스트레스를 받지 않으려는 것 자체가 스트레스가 될 수도 있습니다만 노력해야 합니다. 몸이 스트레스에 기쁘게 반응하도록 해야 합니다.

환자는 "악성종양… 암입니다"라는 이야기를 듣는 순간 이미 엄청난 스트레스를 받았기 때문입니다. 그것이 일생 동안 받은 스트레스 중에서 가장 큰 스트레스일 수도 있습니다. 이때 받은 스트레스는 투병하는 동안 점차 둔화되겠지만, 그 충격은 정도의 차이는 있어도 은근히 지속되는 경향이 있습니다.

왠지 우울하고 무기력하다, 기분이 좋지 않고 축 처진다, 무엇인가에 눌린 듯이 갑갑하다, 가슴이 답답하다, 소화가 잘 안 된다(스트레스 때문이 아니라 정말로 안 되는 경우도 있습니다), 한 대 맞은 듯이 머리가 떵하다, 가슴이 벌렁 거린다, 가만히 앉아 있으면 멍해진다 등과 같은 증상을 호소하는 환자가 많습니다. 그때마다 환자의 얼굴을 보면 '이분은 지금 스트레스를 받고 있구나.'라는 느낌이 듭니다. 그러면 저는 이러한 환자들이 스트레스 관리를 잘하도록 몇 가지 조언을 합니다.

일명 '마음을 다스리는 스트레스 관리 십계명'입니다.

첫째, 상상으로 미리 걱정하지 마라.

둘째, 사람들과 어울려 대화하라.

셋째, 다른 일로 관심을 돌려 보라.

넷째, 라이프 스타일을 바꿔 보라.

다섯째, 적당히 운동을 하라.

여섯째, 우선순위를 정해 보라.

일곱째, 묵상을 하라.

여덟째, 봉사자가 되라.

아홉째, 말을 줄이고 기도로 풀라.

열째, 자신만의 스트레스 대처법을 개발하라.

이 중에서 첫 번째 상상만으로 미리 걱정하지 말라는 것만 제대로 지켜도 가슴을 짓누르는 죽음의 공포에서 어느 정도 벗어날 수 있습니다.

'말기가 되면 많이 아프다던데, 아프면 어떻게 하지?'
'나는 과연 오래 살 수 있을까'

이런 생각은 쓸데없는 걱정을 불러옵니다. 서양 속담에 "오늘 일은 오늘 걱정하라!"는 말이 있습니다. 조금 더 생각해 보면, 내일 일을 미리 걱정하지 말라는 뜻이기도 합니다. 내일 걱정하는 일이 일어날 수도 있고 일어나지 않을 수도 있습니다. 마찬가지로 아프지 않을 수도 있고 건강을 되찾을 수도 있는 것입니다.

둘째 계명에는 주의점이 있습니다. 사람들과 대화하라고 해서 같은 병에 걸린 사람과 부정적인 대화를 하는 것은 좋을 게 없습니다. 병원에서 환자들끼리 주고받는 수다는 간혹 치명적인 경우가 있기 때문입니다.

"글쎄, 이 옆 침대에 있던 사람도 그러다 죽었대."

얼핏 보아도 이런 대화는 하지 않는 것이 더 좋아 보이지 않습니까? 병원에는 암 환자도 있지만 다양한 질병을 가진 환자들이 모여 있습니다. 저마다의 입장에서 이야기하다 보면 마음이 앞서서 부주의한 대화가 오갈 수도 있습니다. 그래서 같은 암 환자와 대화하는 것도 그리 좋은 것은 아닙니다.

암을 극복한 사람들이나 마음을 털어놓을 수 있는 믿을 만한 친구들과 대화를 하는 게 바람직합니다. 이처럼 사람과 대화하기 위해서는 대화 상대를 어느 정도는 가리는 게 좋은데, 보호자들이 이 역할을 대신해 주어야 합니다.

다음으로는, 취미를 만들어 다른 데로 관심을 돌리거나 적당한 운동을 해서 항상 마음속을 짓누르는 암 중심의 사고에서 벗어나는 것이 좋습니다. 특히 운동은 몸을 건강하게 만들기 위해 무언가를 하고 있다는 자신감과 성취감을 심어 줄 수 있어 적극적으로 권합니다. 스트레스가 생활 자체에서

오는 것이라면 라이프 스타일을 바꿔보는 것도 도움이 되겠지요.

묵상의 시간도 필요합니다. 묵상이란, 마음에 무엇을 채우는 시간이 아니라 비우는 시간입니다. 맑은 햇빛을 묵상하든, 눈앞에 있는 사물을 묵상하든, 부모님과 위인들의 생애를 묵상하든 자신이 마음이 편하게 좋아하는 것을 하면 됩니다. 단, 스트레스를 받을 만한 것, 특히 암을 주야로 묵상하는 것은 좋지 않습니다.

제가 가장 권하는 건 말을 줄이고 기도하는 일입니다. 서운한 일이나 가슴에 맺힌 것, 억울한 것은 보호자나 다른 사람에게 말하기보다 하늘에 맡기고 말하는 것입니다. 보호자는 그 말로 인해 마음을 상할 수 있고, 또 그 때문에 환자에게 도리어 스트레스를 줄 수도 있습니다. 그러나 하나님은 모든 말을 다 들어 주십니다. 하나님만큼 열린 귀와 마음을 가진 분은 없기 때문에 다 쏟아 내어도 됩니다.

통곡하며 기도할 수도 있고, 침묵으로 기도할 수도 있고, 나지막이 조곤조곤 기도할 수도 있습니다. 환자들은 하늘의 은혜를 받고, 그 은혜를 기억하면 언제든지 화가 난 마음을 다스리고 서운한 일을 털어 버릴 수 있습니다. 저는 기도의 힘을 믿습니다.

마지막으로 스트레스를 푸는 자신만의 방법을 하나 정

도 만들어 두는 것이 좋습니다. 노래를 부르거나 그림을 그리거나 성경을 읽거나 찬송가를 부르는 등 자신의 기분이 좋아지게 하는 것을 해 보는 게 좋습니다. 그리고 무엇보다 잘 자야 합니다. 어떤 면에서는 잘 자기 위해서 운동도 하고, 깨끗한 공기도 호흡하고, 마음도 다스린다고 할 수 있습니다. 환자는 자신의 마음에 쉼을 주어 극도의 스트레스나 분노, 불평, 불만, 시기, 미움, 질투를 다스려야 합니다. 마음에 분노나 욕심이 있으면 잠이 오지 않는 법이기 때문이지요.

"화가 나더라도 죄를 짓지 말고, 해가 지도록 분을 품지 말라."

하나님께서 하신 이 말씀에 모든 답이 있습니다.

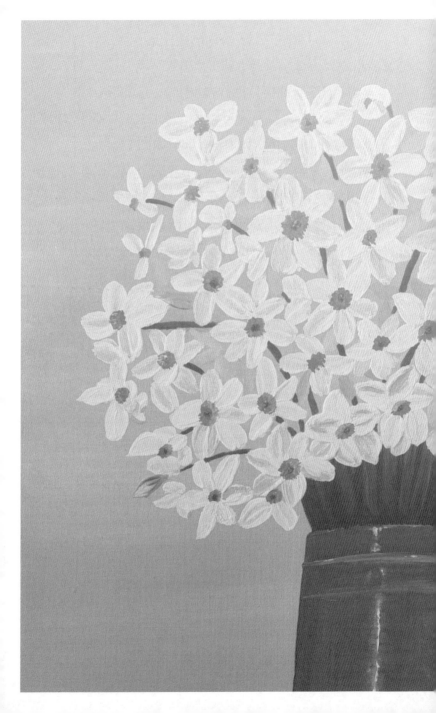

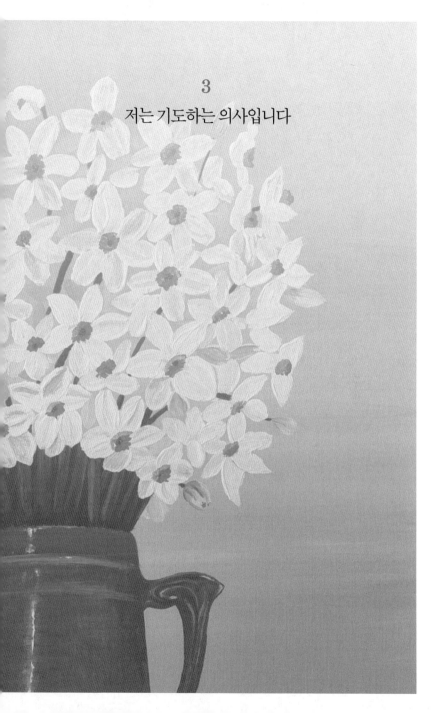

3
저는 기도하는 의사입니다

슬픈 죽음이 없도록

어린 나이에 저는 존경했던 삼촌의 죽음을 목도했습니다. 임종 순간을 직접 본 건 아니지만, 암에 걸린 이후 삼촌의 삶은 그 자체가 바로 죽음과 같았습니다. 어쩌면 제가 의사가 된 건 삼촌 때문인지도 모릅니다.

원래 삼촌은 의대를 가고 싶어 했습니다. 하지만 집안 사정상 유기화학을 전공하고 부산대학 박사 1호로 프랑스로 유학을 떠났지요. 그러던 중 암에 걸렸습니다. 고된 유학 생활이 암을 부른 건지도 모릅니다. 삼촌이 고향으로 돌아왔을 때는 이미 손을 쓸 수 없는 지경이었지만, 집안 어른들의 강요로 수술을 받을 수밖에 없었습니다. 당시 어른들은 수술을 사람 살리는 마술 정도로 생각했는지도 모릅니다. 그러나 집안의 바람과 달리, 삼촌의 병은 두 달 만에 다시 재발하고 말았습니다. 이번에도 어른들은 의견은 분분했습니다.

이미 늦었으니 더 이상 고통을 주지 말자는 쪽과 잃을 게 없으니 끝까지 해 보자는 쪽으로 나뉘어, 수술 여부를 두고 팽팽히 대립했습니다. 하지만 두 번째에도 역시 수술을 하자는 쪽이 우세했지요. 삼촌은 우리 집안의 기둥이므로 1%의 희망이라도 있다면 잡아야 하고, 이대로 주저앉을 수 없다는 게 큰 설득력을 얻었습니다. 수술도 못 하고 죽으면 후회가 남는다는 것입니다.

수술을 받기로 결정하자, 가족들은 부랴부랴 서울대학병원으로 향했습니다. 그러나 결과는 희망대로 되지 않았습니다. 삼촌의 수술을 집도한 의사가 손 한번 써 보지 못하고 도로 봉합해 버리는 지경에 이르렀던 겁니다. 당시 삼촌은 테이블 데스만 면했지, 거의 죽은 목숨이나 다름없었습니다.

수술하러 서울에 갔던 삼촌이 집으로 돌아온다는 소식에, 저는 부산역으로 마중을 나갔습니다. 플랫폼에 내린 삼촌은 택시 타는 역 광장까지 걸어 나올 기력조차 없었습니다. 수술 직후의 환자라 배의 상처 때문에 업을 수도 없었고, 앰뷸런스를 부를 수도 없었지요. 그래서 선택한 것이 짐을 나르는 리어카를 이용하는 방법이었습니다.

역 광장에 서 있던 저는 사람들이 모두 나오고 난 다음, 거적이 깔린 리어카에 실려 나오는 삼촌을 보았습니다. 수술한 상처 때문에 허리를 뒤로 한껏 젖힌 채 리어카의 난간을 잡고 있었습니다. 저만치 떨어져 있던 저는 고개를 푹 숙인 삼촌을 바라보며 얼마나 울었는지 모릅니다. 어린 마음에도 죽음이 억울하고 슬프게만 느껴졌습니다.

암 치료의 정석

삼촌은 먼 훗날엔 대학의 총장이 되었을지도 모를 만큼 훌륭한 분이었습니다. 어쩌면 그보다 더 큰일을 했을지도 모르지요. 그러나 리어카에 앉은 삼촌은 아무것도 할 수 있는 게 없었습니다. '다음에 의사가 된다면 암으로 고통받으며 죽는 사람이 없게 할 거야.' 그때 눈물을 삼키며 그렇게 다짐했습니다.

결과적으로 저는 의사가 되었지만, 암으로 죽는 사람이 없도록 하지는 못하고 있습니다. 대신 목표가 하나 있다면, 최소한 슬픈 죽음은 없게 하자는 겁니다. 만약에 죽음의 문턱을 밟은 상황이라면 제가 할 수 있는 한 인간답고 편안한, 그리고 후회가 거의 남지 않는 마지막을 만들어 드리고 싶습니다.

지금 생각해 보건대, 만약 두 번째 수술을 하지 않았다면 삼촌은 좀 더 오래 살 수 있었을지도 모릅니다. 쇠약한 몸에 다시금 차가운 메스를 대는 건 죽음을 재촉하는 짓이었습니다. 삼촌은 그때 마흔을 갓 넘긴 나이였기 때문에, 관리만 잘했다면 충분히 좀 더 오래 살 수 있었을 겁니다. 그래서인지 젊은 말기 암 환자를 볼 때마다 간혹 삼촌의 얼굴이 오버랩되곤 합니다.

암을 치료하다 보면 그저 죽음을 기다려야 하는 상황이 올 때가 분명 있습니다. 운명은 분명 인간의 손길이 닿을 수 없는 영역이지만, 인간이 하는 마지막 치료를 과연 어떻게 할 것인가 하는 고민은 필요합니다. 마지막까지 치유의 손길을 놓지 않아야 하는데, 아직도 말기 암 환자의 관리에 대해 언급 자체를 피하고 싶어 하는 분위기입니다. 그러다 보니 현재 우리나라는 호스피스 병원도 많지 않고, 일반 병원에서 호스피스 교육을 진행한다고 해도 이상적인 상황은 아닌 것 같습니다.

환자나 가족 모두 준비 없는 임종을 맞는 건 곤란합니다. 임종도 잘 맞이할 준비를 해 두어야 인격적인 죽음을 맞을 수 있습니다. 임종이란 죽음이 오기를 막연히 기다리는 시간이 아니라 할 수만 있다면 품위 있고 아름답게 생을 마감할 준비를 하는 시간입니다.

20대가 지나면 인간에게는 서서히 노화가 시작됩니다. 그리하여 모든 인간은 언젠가 죽는다는 건 만고불변의 진리이지요. 누구나 생의 마지막을 준비할 수 있어야 하고, 특히 병으로 생을 마감할 때는 인격이 손상되지 않고 인간답게 죽는 법에 대해서 알아둘 필요가 있습니다. 슬픈 죽음을 맞이하지 않기 위해서 말이지요.

"저는 기도하는 의사입니다"

    외과의로서 저는 꽤 운이 좋은 편에 속합니다. 수천 건의 수술 과정에서 재수술이 하나도 없었다는 건 하늘이 도왔다고밖에 말할 수 없습니다. 더욱 감사한 점은 15년 동안 환자를 수술하면서 싫은 소리를 들은 적이 없었다는 겁니다. 나름대로 수술에 최선을 다하기도 했지만, 하늘도 도왔고 좋은 환자와 보호자 분들을 만난 은혜이기도 합니다.

    직접 수술한 환자의 경우, 저는 아침이나 저녁, 혹은 한밤중이라도 틈이 나면 수시로 돌아보며 수술 부위를 확인했습니다. 대부분 수술이 잘되었는지 아닌지 알기 위해 복강내에 분비물이 빠져나올 수 있는 도관을 꽂습니다. 도관에서 정상적인 분비물이 아닌 염증을 일으킨 분비물이나 피가 나오면 재수술을 해야 하는 징표로 삼지요.

    수술 직후에는 대개 분비물 때문에 고생합니다. 도관에서 흘러나오는 분비물로 붕대가 쉽게 젖기 때문이지요. 환자는 가뜩이나 수술한 이후라 몸이 편치 않은데 분비물 때문에 상처 부위가 젖어 있어 더욱 힘듭니다. 보통 하루에 한 번 정도 갈아주지만, 저는 수시로 가서 조금이라도 젖어 있으면 갈아주곤 했습니다. 그러면서 즐거워지라고 농담을 건네고, 그 후에는 불편한 데가 없는지 물어보곤 했습니다. 제가 이럴 때마다 병상에 있는 환자에게 보호자는 이렇게 말하곤 했습니다.

"이렇게 수고하시고 진심으로 낫기를 바라시는 교수님 봐서라도 얼른 나아라."

환자에게 필요한 건 이런 작은 관심입니다. 작은 관심에도 환자는 감동합니다. 마음이 감동하면 몸이 살아납니다. 진심 어린 관심을 받으면 환자들은 더 빨리 기력을 회복합니다. 다른 환자보다 제 환자의 예후가 조금 더 좋았던 건 이런 간단한 이유 때문일지도 모릅니다. 의사가 자기 환자에게 조금만 더 관심을 가지면 환자들은 훨씬 행복하게 병원 생활을 할 수 있고, 그러면 당연히 예후도 좋아지게 될 것입니다.

친절한 의사는 조금만 부지런하면 누구나 될 수 있습니다. 하지만 사실 저는 친절한 의사를 넘어 주님의 의사가 되고 싶었습니다. 때문에 늘 환자를 위해 손을 잡고 기도를 드렸습니다. 저의 힘이 전부가 아니라 하늘도 도와야 회복될 것임을 믿었습니다. 환자들도 제가 기도하면 자신들을 돌볼 준비가 되었다는 것으로 생각했습니다.

제 환자 중에는 수혈을 거부하는 다른 종교 신자도 있었고, 국선도 신봉자나 도를 믿는 교도도 있었으며 스님도 몇 분 있었습니다. 이분들과도 모두 손을 잡고, 머리를 맞대고, 기도했습니다. 대표로 제가 기도를 했지만, 마음속으로는 아마 각자 자신의 신을 찾았을 겁니다. 어찌되었든 그들은 성공적으로 수술과 투병을 마치고 건강하게 퇴원했습니다.

신앙은 가끔 상식을 초월할 때가 있습니다. 어느 종교를 믿는 환자든, 벼랑 끝에 섰을 때는 무엇인가를 간구하게 됩니다. 하나밖에 없는 자신의 목숨을 하늘에 맡기면 돌봐줄 것이라는 믿음 같은 것이지요. 의사가 환자를 살려달라고 눈물을 흘리며 기도하면 자포자기했던 환자들도 마음을 열게 됩니다. 그러다 보면 실낱같은 희망에 매달려 살아나는 기적이 간혹 있었습니다. 때로는 세상을 떠나기도 하지만, 그때도 예전과 달리 편안한 마음으로 눈을 감는 모습을 보았습니다.

의사도 사람인지라 마음과 정성을 다해 돌보던 환자가 세상을 떠나면 흔들리게 됩니다. 그 중압감을 못 이겨 술도 마시고 담배도 피우게 되지요. 의사들의 평균 수명이 그 어떤 직업군보다 짧다는 통계를 보면, 의사들이 얼마나 스트레스와 싸우고 있는지 여실히 증명됩니다. 평생을 중압감과 싸우다 보면 다른 사람보다 빨리 지치게 될 때가 있습니다. 특히 수술을 해야 하는 외과 의사들은 하루에도 몇 번씩 삶과 죽음의 현장을 넘나들며 반쯤 죽었다 반쯤 살아나기도 합니다. 그러나 이처럼 생과 사를 넘나드는 의사 생활에 익숙해지더라도 죽음 앞에서 흔들리지 않는 의사는 거의 없습니다.

어떤 상황에서도 냉정을 지키는 차가운 강철 심장을 가진 의사도 있긴 합니다. 그러나 극히 드뭅니다. 수련의(의사 면허 취득 후 전문의 자격을 취득하기 위해 수련하는 인턴 및 레지던트) 대부분은 환자가 죽으면 그날은 멀미하는 날입니다. 멀미를 참기 위해 많은 수련의가 힘들어하며 술과 담배를 찾습니다. 저는 그럴 때마다 술과 담배 대신 기도에 의지했습니다. 하루 종일 기도하며 하나님께 모든 걸 맡겨 버리사 모든 근심과 번민이 사라졌습니다. 환자를 위해 기도함으로써 저의 번민이나 자책까지도 하나님께 맡긴 셈이 되자 죽음 앞에서도 평화가 찾아왔습니다.

삶이 좋은 것이고 죽음이 나쁘다고 생각하는 건 인간이 가진 편견일 수도 있습니다. 어쩌면 삶과 죽음은 동전의 양면처럼 하나일 수도 있습니다. 삶은 죽음이 빌려준 시간이요, 죽음은 삶이 빌려준 또 다른 시간일 수도 있다는 뜻입니다. 생사는 하늘의 뜻에 맡기고 지금은 환자를 위해 할 수 있는 최선을 다하자고 생각했습니다. 결과를 하늘에 맡기자 죽음 앞에서도 흔들리지 않게 되었습니다. 강철의 심장과는 다른 평화가 찾아온 겁니다.

대신 저는 매 순간 환자에게 충실함으로써 하나님의 의사로서 의무를 다해야겠다고 다짐했습니다. 의사로서 할 수 있는 도리를 다하지만, 최종 생사여탈권은 하나님께 있음을 다시 한번 새긴 겁니다. 그때부터는 죽음을 보더라도 두렵거나 자책에 휩쓸리지 않았고, 죽음을 앞둔 암 환자도 더욱 편안한 마음으로 돌볼 수 있었습니다. 모든 것을 하늘에 맡기고 나자 수술 역시 누구보다 편한 마음으로 할 수 있었습니다.

신에 대한 믿음처럼, 의사에 대한 믿음은 환자에게 그 어떤 것보다 중요합니다. 의사에 대한 확신이 없다면 치료 과정에서 불신이 쌓이게 되겠지요. 최악의 경우 병원을 옮기는 사태까지 발생할 수 있는데, 환자의 입장에서 보면 이것은 손해라고밖에 할 수 없습니다.

환자가 어떠한 경우든 의사를 믿고 따를 수 있어야 치유의 역사가 시작됩니다. 믿음이 의사도 살리고 또한 환자도 살리는 것입니다. 이것은 기도의 힘과 다를 바가 없다고 믿습니다. 저는 오늘도 환자를 위해 기도합니다.

"부족한 제 힘으로 환자를 고치는 것이 아니라, 우리를 돌보시는 전능하신 우리 주님께서 고치신다고 믿기에 하늘의 긍휼을 구하는 기도하는 의사가 됩니다. 힘들고 고통받는 암 환자들을 불쌍히 여겨 주소서. 이들이 암을 꼭 이겨 내게 하옵소서."

환자들에게 '봉사'를 추천하는 이유

사람이든 세포든 영원히 사는 생물은 없습니다. 어떤 식으로든 종말을 맞이해야 하지요. 그렇기에 어떤 존재든 열심히 사는 것만으로는 곤란합니다. 중요한 건 종말을 맞이하기까지의 과정입니다.

세포가 죽는 이유는 크게 세 가지가 있습니다. 화상 등 외부의 자극으로 물리적 손상을 입거나, 세포가 노화되어 각질의 형태가 되었거나, 아폽토시스 때문입니다. 아폽토시스 apoptosis란 건강한 생명을 유지하기 위해 일부 건강한 세포가 스스로 죽는 현상을 일컫는 말입니다. 변형이 일어난 세포 역시 스스로 자연사를 선택합니다. 그러나 간혹 그러지 않는 세포가 있는데, 그게 바로 암세포입니다. 인체에서는 암세포만이 유일하게 아폽토시스가 일어나지 않습니다.

사람도 어떤 점에 있어서는 마찬가지입니다. 열심히 사는 건 당연한 일입니다. 그러나 열심히 산다는 것만으로는 옳지 않을 때도 있습니다. 어느 정도의 나이가 되면 퇴임하고 다음 세대를 위해 자연스럽게 자리를 양보하는 게 순리입니다. 또, 계속해서 열심히 달려갔더라도 그게 좋은 종착지가 아니면 낭패입니다. 암도 따지고 보면, 그처럼 열심히 증식하며 사는 존재는 없을 정도입니다. 중요한 건 '열심'을 넘어 '어떤 방향성'을 가지느냐 하는 겁니다.

세상을 사는 데도 더불어 잘 사는 지혜가 필요합니다. 무조건 열심히만 살면 다른 사람에게 해를 끼칠 수 있습니다. 암세포처럼 다른 세포를 짓밟을 수도 있지요. 이런 지혜는 암을 치료하는 데도 마찬가지입니다. 암에 걸렸다면 오히려 더불어 잘 사는 삶에 눈을 돌려야 합니다. 암을 치료하는 하나의 행동 철학으로 저는 '봉사'를 추천합니다.

'아픈데 무슨 봉사?'라고 생각할 수 있겠지만, 봉사란 감사하는 마음에서 우러나오는 행동입니다. 지금 내 삶에 감사한다면 봉사해야 하는 이유가 있는 셈입니다. 혼자 먹으려는 것을 나누고, 나만 더 오래 살아야 한다는 욕심을 버려야 합니다. 언제든 나의 모든 것을 나눌 수 있고, 살기 위해 발버둥 치기보다는 언제든 죽음을 겸허하게 맞이하겠다는 자세가 필요합니다.

환자 가운데에는 지나친 욕심에서 헤어나지 못하는 경우를 종종 봅니다. 누구나 살아야 할 이유가 있지만, 때로 그렇지 않은 상황을 맞이할 수도 있습니다. 암에 걸렸다는 건 그 자체로 어느 정도는 원하는 수명대로 살 수 없다는 걸 뜻하기는 합니다. 투병에서 중요한 것은 살아야 한다는 의지이지요. 그러나 어느 순간에 이르러서는 삶에 너무 집착하지 않는 초월한 자세가 필요할 때도 있습니다.

최후의 순간까지 의학적인 모든 처치를 받아야 하고, 의사가 나에게만 더 많은 관심을 보여야 하고, 내가 다른 환자보다 더욱 치료 경과가 좋아야 한다는 건 지나친 경쟁 심리입니다. 암 치료를 받을 때 경쟁만큼 위험한 건 없습니다. 경쟁하는 순간 스트레스를 받고, 그 순간 몸의 균형도 깨어지게 됩니다. 반대로 도를 닦는 것처럼 마음을 비우면 투병에 많은 도움이 됩니다. 자신이 가진 것들을 나누면, 그 비운 자리에 다른 것이 채워집니다. 그게 바로 진정한 삶의 기쁨입니다.

힘든 투병 중이더라도 이웃과 나눌 수 있는 거룩한 일들을 발견하고 실천해 보십시오. 우리의 작은 희생과 양보가 더 큰 사랑과 기쁨이 되어 우리 앞에 서 있을 것입니다. 자신의 재산을 필요한 사람들에게 나누고, 재능을 다른 사람을 위해 쓰고, 모든 집착을 버리고 순리에 따르는 자세로 임하면 그곳에 평화와 기쁨이 채워집니다. 이 평화와 기쁨은 마치 우물 바닥에서 끊임없이 솟아나는 물처럼 행복으로 가득 채울 것입니다. 그때 맛보는 삶의 기쁨은 모든 것을 움켜쥐고 있을 때에 비할 바가 아닙니다. 암 치료를 할 때 구제봉사

암 치료의 정석

요법이 있는 것도 바로 이런 기쁨을 발견하자는 이유에서입니다.

종종 암에 걸려서까지 남아 있는 재산을 걱정하거나, 자식들이 그것을 어떻게 쓸 것인가를 고민하고, 다소 무리하다 싶은 진료를 요구하는 경우가 있습니다. 수술해 봐야 오히려 손해만 날 텐데도 수술을 요구하거나, 몸이 견딜 수 없는 데도 약물 치료를 강행하기도 합니다.

'내가 저 치료(수술이나 약물 치료)만 받으면 더 좋아지겠지'라는 생각일지 모르지만, 현실은 딱히 그렇지 않을 때도 많습니다. 인간의 몸은 과한 걸 받아들이면 반드시 탈이 나기 때문입니다. 오히려 조금 덜하다 싶은 쪽이 몸에 무리가 없습니다.

힘든 치료를 고집하다 삶의 질은 물론 수명까지 단축시키는 결과를 초래한 걸 종종 본 적이 있습니다. 대표적인 경우가 노령 환자의 수술과 항암 치료입니다. 85세 정도면 천수를 누린 나이라고 여겨도 될 겁니다. 특히, 암에 걸려서도 80세 이상까지 살았으면 충분히 살았다고 생각해도 크게 억울하지 않을 나이라고 생각합니다. 그 정도 살았으면 뒷사람에게 비워주고 떠날 때가 된 거라고 보아도 무방하지 않을까요? 어찌 보면 이 말은 다분히 오해의 소지가 있겠지만, 그런 각오로 치료에 임하라는 뜻을 담은 것입니다. 치료에서도 아집과 욕망을 비우면 오히려 더 많은 것을 얻을 수 있습니다.

인생뿐만이 아니라 치료를 받을 때도 방향성이 중요합니다. 치료의 갈림길에서는 무리하게 고생하면서 더 사는 것과 마음 편하게 조금 덜 사는 것, 다시 말해 삶의 질이냐 양이냐를 선택해야 하는 경우가 생깁니다. 이런 경우 저는 무리하지 않은 치료, 삶의 질을 고려한 치료를 권하곤 합니다. 인생도, 투병도 조금만 더 비우면 분명 더더욱 많은 것을 얻을 수 있습니다.

지금 당신의 선택이 바로 남은 삶의 질을 결정합니다. 할 수만 있다면 언제든 후회하지 않을 최선을 선택하길 바랍니다.

우문현답이 필요한 때

암 환자들이 가지고 있는 갈증은 참으로 많습니다. 그 갈증의 근원은 '내가 과연 앞으로 얼마나 살 수 있을까?' '내가 암을 이길 수 있을까?' 하는 것입니다. 이 때문에 암 환자는 언제나 보다 많은 정보를 알려고 하지만, 정작 이런 질문은 어느 누구도 가르쳐 줄 수 없는 질문입니다.

의사들은 흔히, "2년을 못 버티겠다." "6개월이나 적게는 한 달, 더 적게는 이번 주를 못 버티겠다."와 같은 말을 하곤 합니다. 이런 말을 할 때 의사에게는 딜레마dilemma(선택해야 하는 두 가지 중 어느 쪽을 선택해도 바람직하지 못한 결과가 나오는 상황)가 생깁니다. 환자에게 생을 정리할 시간을 주기 위해 예상되는 여명을 최대한 솔직하게 말해야 하는 것과 동시에 환자들의 치료 의지를 꺾지 않아야 한다는 겁니다.

만약에 생이 얼마 남지 않은 환자라면 정리할 시간을 갖도록 솔직히 가르쳐 주는 것도 분명 필요합니다. 정리에 대해서 전혀 생각지 않고 있는 환자라면 그것을 일깨우는 계기가 필요할 수도 있기 때문입니다. 반대로 마음이 약한 사람에게는 의사의 이 한마디가 사형 선고나 마찬가지로 들리게 될 수도 있습니다. 그는 언제까지 살 수 있을 것이란 의사의 말을 곧이곧대로 받아들이고 미리 포기할 수도 있습니다. 물론 이외에도 여러 가지 가능성이 있을 수 있겠지요.

"2~3개월 정도 봅니다. 각오하세요."

환자는 겁이 나면 의사에게 많은 것을 물어봅니다. 의사라면 대답을 하기 전에 이런 환자의 심리를 먼저 꿰뚫고 있어야 합니다. 암에 대해서 묻는 사람에게 "각오하고 있으라!"는 식의 설명은 전혀 도움이 되지 않겠지요.

생이 얼마 남았는지 의사가 안다는 것도 교만입니다. 6개월밖에 안 남았다고 하는 사람이 3~4년씩 잘 살기도 하고, 2~3개월도 힘들다고 한 환자도 3년 넘게 생존하는 경우가 얼마든지 있습니다. 반대로 3년은 생존할 거라고 한 사람이 몇 달 만에 죽을 때도 있습니다.

삶에는 예외가 너무나 많습니다. 현대 의학이 아무리 진보한다고 해도 수치로 인간의 모든 걸 표현하지는 못합니다. 따라서 의사는 마지막 순간까지 환자에게 위로와 격려, 그리고 축복을 아끼지 않으며, 하늘에 맡기는 지혜가 필요합니다.

투병하다 어느 순간 고비를 넘게 되면 환자들이 그 징후를 먼저 느낍니다. 환자는 언제나 자신의 상태와 변화를 세심하게 바라봅니다. 어쩌면 날마다 주야로 암을 묵상할지도 모릅니다. 그렇기에 환자보다 자신을 더 잘 아는 사람은 없다고 해도 과언이 아닙니다.

종일 삶과 죽음을 생각하다 보니 의사보다 이런 부분에서 훨씬 더 예민합니다. 이때 이들이 "선생님 저 얼마나 살까요?" 같은 질문을 했다면, 의사가 할 수 있는 일은 그들의 말에 최대한 귀를 기울이는 것, 그리고 그들이 원하는 것을 해 주는 것입니다. 이런 순간 의사의 한마디는 환자를 죽일 수도 있고 살릴 수도 있습니다.

"내가 얼마나 살 것 같습니까?"라고 묻는 환자의 심리는 거의 같습니다. 환자는 남은 날을 정확히 확인하고 싶은 게 아니라, 지푸라기라도 잡는 심정으로 얼마나 살 것인지 간절히 묻는 겁니다. 앞으로도 오래 잘 살 수 있을 것이라는 가능성을 권위 있고 믿을 만한 사람으로부터 확인받고 싶어 하는 것이지요. 이런 경우 의사는 환자에게 확신에 찬 어조로 설명할 필요가 있습니다.

"암은 전적으로 본인과 보호자가 노력하기 나름입니다. 낫게 된다는 믿음을 가지고 같이 노력하면 됩니다. 하나님은 낫게 해 주십니다. 지금까지 암에 걸리면 무조건 다 죽는다고 알고 있었다면, 이제부터 '나만큼은 예외다'라고 생각하십시오. 누구나 예외가 될 수 있습니다. 확률은 그다지 중요하지 않습니다."

이건 거짓말도 아니고 환자를 위해 하는 립 서비스도 아닙니다. 일반적인 생존율 같은 확률은 의학에서 사실상 무의미할 때가 많습니다. 암은 바로 자기 자신과의 싸움이기 때문이지요. 따라서 가장 정확한 답은 '보통 몇 개월쯤 산다'고 말해 주는 것이 아니라, 자기 자신과의 싸움이라는 걸 알려주고 투병 의지를 북돋우는 것입니다.

가끔 의사의 말에 상처를 받고 와서 제게 하소연하는 경우가 있습니다. 그중에 처음 암 선고를 받을 때 의사로부터 3개월 정도 살 수 있을 것이라는 말을 들었지만, 3년째 생활에 불편함이 없을 정도로 건강을 유지하고 있는 환자가 있습니다. 그는 지금도 정기적으로 검사를 받으러 가는데, 그때마다 담당 의사가 "당신 아직도 살아 있느냐?" 하며 놀라워한다고 합니다. 의사한테 "아직도 살아 있느냐?"라는 말을 들을 때면 그는 몹시 씁쓸해진다고 합니다. 의사의 말이 마치 '당신 죽을 사람이었는데 참 운이 좋군요. 한번 지켜보겠습니다.'라고 하는 것처럼 들린다는 겁니다.

그 환자는 운이 좋아서 저승사자가 안 데리고 간 게 아니라 자신의 의지로 전혀 다른 삶을 개척했기 때문에 살아 있는 겁니다. 확률이 틀린 게 아니라 그의 의지가 승리한 것인데, 의사들은 가끔 그 미묘한 차이를 무시하거나 깊게 생

암 치료의 정석

각하지 못합니다. 하늘은 스스로 돕는 자를 돕습니다.

환자들은 끊임없이 의사에게 질문합니다. 의사의 입장에서는 우문愚問이나 다를 바 없어 보이지만 환자에게는 그 하나하나가 선문답 같은 화두를 숨기고 있는 질문입니다. 그 질문에 대해 무시하거나, 윽박지르거나, 너무 곧이곧대로 대답해서는 곤란합니다. 우문처럼 들리지만 환자의 상태를 그때그때 파악해서 현답을 이끌어 내야 합니다. 사랑과 지혜가 필요한 어려운 일입니다. 하지만 암을 치료하는 의사라면 해야 하는 가장 중한 일 중 하나입니다.

불행하다고 생각하는 암 환자들에게 희망과 용기를 주고 격려하길 바랍니다. 거기에 힘입은 암 환자는 자기가 할 수 있는 최선의 힘을 다해 병을 이겨 낼 것입니다.

걱정은 아무 도움도 되지 않는다

"두드리라, 그러면 너희에게 열릴 것이니라."라는 성경 말씀이 있습니다. 구하는 자는 얻게 된다는 말입니다. 환자에게 저는 늘 단순하게 생각하라고 말합니다. 그리고 그 단순함을 믿으라고 하지요. 진리는 언제나 단순합니다. 하늘은 언제나 단순하게 돌아가는데 인간이 너무 복잡하게 사는 겁니다. 단순한 곳에 길이 있고 생명이 있습니다.

몸이 아프면 걱정과 근심이 많아집니다. 특히 모두가 잠든 밤만 되면 잠을 이루지 못하는 경우가 많습니다. 소변이 자주 마렵고, 가슴이 두근거리고, 땀이 나고, 잠이 안 오고, 현기증이 나고……. 이 모든 증상은 걱정이 부른 것입니다. 걱정한다고 해서 해결되는 것은 아무것도 없습니다. 걱정은 더 큰 걱정을 부르고 주변 사람들까지 걱정하게 할 뿐이지요. 모든 것은 생각의 차이가 결정합니다. 투병 역시 마찬가지입니다.

수험생들이나 고시를 준비하는 학생들에게 자신감을 불어넣어 주는 강한 암시가 필요하듯, 환자들에게도 마찬가지로 투병을 도울 수 있는 강한 암시가 필요합니다. '왜 하필이면 열심히 사는 내가 암에 걸렸는가! 하늘도 무심하다!'라고 생각하면 하늘이 정말 무심하게 됩니다. 분노와 회한을 담고 있으면 운명은 그쪽으로 흘러가게 마련입니다.

'무소의 뿔처럼 혼자서 가라'는 건 너무나 고독한 일입니다. 많은 의사들이 암에 걸렸을 때 신앙이 있다면 투병에 도움이 된다고 말하는 이유입니다. 사람이 스스로 깨우쳐 인간의 한계를 극복한다는 것은 거의 불가능한 일이기 때문입니다. 인간은 근본적으로 약한 존재입니다. 본인의 약함을 인정하고, 인간을 만든 강한 분께 기대면 모든 게 해결됩니다. 스스로 풀지 못하는 문제를 전능한 분께 풀어달라고 맡기는 겁니다.

신앙을 통해 마음의 평화를 얻으면 병을 이길 힘도 얻게 됩니다. "하나님이 나를 낫게 해 주십니다. 나는 참 행복합니다."라고 기도하라는 조언을 합니다. 여러 종교 중에도 하늘을 의지하기를 권하는 것은 제가 독실한 크리스천이기 때문입니다.

세상의 모든 일은 하늘에 맡겨 버리고 주어진 오늘 하루를 충실하게 살라고 권합니다. 약 잘 먹고, 치료 잘 받고, 밥 잘 먹고, 감사하고 좋은 일만 생각하라는 것입니다. 나를 돌보는 보호자에게 한 번 더 감사의 말을 하고, 파란 하늘을 한 번 더 보며 그 아름다움을 느껴 보고, 즐거웠던 일을 추억하는 것…….. 이 모든 것들은 환자에게 부작용이 전혀 없는 천연항암제이자 면역 증강제입니다.

암 환자는 어떤 것들에는 냉정하게 대처할 필요가 있습니다. 내 능력 밖의 것에는 미련을 버리고 포기하는 자세가 필요하기도 합니다. 받지 못하는 치료에 대한 미련이나, 암 자체에 대해 걱정해 봐야 아무런 해결책이 없습니다. 걱정은 짊어지면 짊어질수록 그 무게가 무거워집니다.

'어제보다 오늘 더 나빠졌다는데…. 내일은 얼마나 더 나빠질까?'

이것만 해도 이미 어제 몫의 걱정에다 오늘 몫의 걱정, 내일 몫의 걱정이 더해진 상태라는 걸 알 수 있습니다. '나는 왜 암에 걸렸을까?' '나는 앞으로 얼마나 더 살까?' '고통은 얼마나 극심할까?'와 같이 답이 없는 걱정들은 사람을 지치게 하고, 낙담시키고, 급기야 영혼을 갉아먹습니다. 불안은 영혼을 잠식하기 때문입니다.

답이 없는 걱정에 휩싸여 벌벌 떨며 잠을 못 자면 자신만 손해라는 건 바로 몇 시간 안에 증명이 되곤 합니다. 밤에 잠을 잘 못 자는 환자들은 아침에 피 검사를 하면 면역 수치를 비롯한 혈액 수치 등 각종 수치가 떨어져 있습니다.

"어젯밤에 잠 못 잤지요? 뭘 그렇게 걱정하시느라 잠을 못 주무셨습니까?"

"못 잔 거 어떻게 아세요?"

"다 나와 있습니다. 또 수치 떨어졌다고 걱정하지 말고 잠을 자세요. 잠을 제대로 안 자니까 떨어지지 않았습니까."

회진할 때 저는 차트를 보며 수치가 얼마나 떨어졌는지 말하지 않습니다. 인상을 쓰면서 심각하게 차트를 쳐다보지도 않지요. 그런 의사의 행동 하나하나를 환자는 예민하게 받아들이기 때문입니다. 의사가 환자를 관찰하는 것처럼 환자도 의사를 관찰합니다. 의사가 환자를 보는 것보다 환자가 의사를 보는 게 더 예민하지요.

심각한 표정으로 차트를 열심히 보면 바로 '안 좋구나.'라는 걸 환자나 보호자들은 간파합니다. 투병 기간이 길어지면 환자의 눈치는 그 어떤 탐정보다 뛰어나게 됩니다. 이럴 때마다 저는 웃으면서 농담을 하거나 왜 잠을 못 잤느냐고 그 이유를 묻습니다. 그러면 환자들은 대부분 제대로 자지 못한 이유에 대해서 변명을 늘어놓습니다.

"뭘 걱정합니까? 걱정해 봐야 아무런 도움이 안 되는데요. 하나님께 모두 맡겨 버리면 됩니다. 기도합시다."

이런 일이 있을 때마다 저는 온 마음을 모아 환자의 걱정을 몰아내기 위해 간절히 기도합니다. 기도하는 동안 제 기운은 환자에게 전달됩니다. 그가 하나님을 믿지 않더라도,

제가 온 힘과 정성을 모아 자신을 위해 기도하고 있다는 사실은 믿습니다. 자신을 위해 최선을 다한다는 것도 믿습니다. 그것만으로도 환자는 어느 정도 안정을 되찾고 고마워합니다.

걱정을 없애기 위해서는 자기 최면도 도움이 됩니다. 누군가 강력하게 자신을 이끌고 돕고 있다는 확신을 심어 주어야 합니다. 이때 하나님만큼 든든한 뒷배가 없다고 생각합니다. '나는 낫는다' '나는 하나님이 낫게 해 주신다고 단순하게 믿는 믿음'이 종종 기적을 만들어 내기 때문입니다.

두려움에 약한 환자를 대하는 법

인간의 적응력은 어떤 환경에서도 살아남을 정도로 대단합니다. 어쩌면 인간의 위대함은 절망의 순간에 일어선다는 데 있는지도 모릅니다. 그러나 인간은 어떤 의미에서 한없이 약하기도 합니다. 동물 중에는 생존이 힘들어 자살하는 동물이 없습니다. 인간만이 '절망'을 압니다.

암에 걸린 사람들은 육체뿐만 아니라 조울증과 우울증 등 정신적인 외상도 큽니다. '당신은 죽을지도 모를 병에 걸렸다'라고 하는데 절망하지 않을 사람이 없습니다. 두려움에 약한 사람이 우울증에 잘 걸립니다. 온실 안의 화초처럼 별탈 없이 살아온 사람이나, 여태껏 겪어온 일 중 가장 큰 재난이 암일 경우에는 더욱 휘청거리게 됩니다.

암 환자 중에는 우울증이나 조울증 등의 정신적 외상을 겪고 있는 사람이 많은데, 남성보다는 여성이, 여성 중에서도 남편에게 존중받으며 큰 부족함 없이 살던 쪽이 우울증에 걸리는 경우가 많습니다. 이들은 여태껏 아무런 걱정 없이 보호받으며 살아왔기 때문에 정신적으로 단련될 기회가 없었습니다. 그러다 보니 세상을 살아가는 데 필요한 강한 심성을 갖추기에 충분한 경험을 하지 못했고, 따라서 쉽게 우울증에 빠지게 됩니다.

제 환자 중에는 아내를 참으로 잘 섬기는 남편이 있는 환자가 있었습니다. 앞에서 말했듯 남편이 아내를 존중하며 살아온 덕분에 마음고생 한번 안 하고 결혼 생활을 30년간 해온 분이었지요. 유방암으로 제게 왔을 때는 이미 한쪽 유방을 절제하는 수술을 받았는데도 암세포가 간으로 전이되어 이미 4기 판정을 받은 뒤였습니다. 약물 치료 후유증과 우울증으로 인해, 진료실에 들어서는 그녀의 얼굴은 이미 깊게 그늘져 있었습니다.

"저 안 이상해요?" 그 환자는 진료를 마치고 나갈 때마다 자신의 안색이 창백하지 않냐고 간호사를 잡고 몇 번이나 물어봅니다. 또, 몇 번이나 다시 와서 "저 괜찮아지겠지요?" 하며 재차 되묻곤 했습니다. 그만큼 사는 데 용기와 자신감이 없다는 반증이었습니다. 그럴 때마다 저는 "괜찮아졌습니다. 좋네요."라고 답했습니다. 실제 숫자상으로는 면역 수치가 조금 떨어졌더라도 '좋아졌다'는 확신을 심어 주었습니다.

곧이곧대로 "2주 전보다 좀 떨어졌습니다. 그동안 무슨 일이 있었습니까?"라고 묻는다면 그 환자는 그날 집에 가서 잠을 이룰 수 없을 겁니다. 당장 그 자리에서 다리가 후들거린다며 일어나지도 못하겠지요. 그럼 의사가 거짓말을 하는 게 옳은 것이냐고 묻는 사람도 있을 겁니다. 그러나 반드시 알리지 않아도 되는 것들, 말하지 않더라도 특별히 문제되지 않는 것은 묻어 두는 게 환자를 위해 좋다고 생각합니다. 다만 조용히 보호자에게 따로 알립니다.

그녀는 "저 괜찮을까요? 유방이 한쪽 없는데……."라며 여자로서의 무력감을 크게 느꼈습니다. 거기에 상실감까지 덮쳐 얼굴이 칙칙해질 정도로 그늘이 짙어졌고, 진료를 받으러 올 때마다 얼굴이 푸석푸석했습니다.

"밤에 잠은 잘 주무셨나요?"

"아니요. 자려고 하면 소변이 마려워서……."

그녀는 진료 받을 생각을 하는 것만으로도 긴장해서 잠을 못 이루었습니다. 더 자세히 말하면 '진료를 갔다가 2주 전보다 더 나빠졌다고 하면 어떻게 할까' 하는 고민에 잠을 이루지 못하는 것이었습니다. 지나치게 긴장하면 누구나 잠이 안 오고 소변이 자주 마렵게 됩니다. 본인은 잘 못 느끼지만, 은연중에 '내가 과연 괜찮을까' 걱정하느라 긴장하게 됩니다. 그에 따라 밤에 잠을 못 자게 되는 겁니다.

"괜찮습니다. 누가 잡아간다고 밤에 잠을 안 주무세요. 지금 잘 나아가는 중입니다."

저는 환자가 안심하도록 호탕하게 말하면서도, 다른 한 편으로는 그를 다잡기 위해 따뜻하면서도 강하게 말하곤 합니다.

평소 응석받이 기질을 가진 아내가 암에 걸렸다면 남편은 좀 더 세심하게 잘해야 합니다. 그런 환자들은 기분이 좋아졌다 우울해졌다 반복하는 조울증에 빠지기 쉽기 때문입니다. 이들은 변덕이 죽 끓듯 합니다. 밥 먹고 싶다고 해서 차려주면 몇 숟가락 뜨지도 않고 금세 입맛 없다며 휙 돌아앉아 버리지요. 이런 환자들은 한편으로는 받아 주면서, 중요할 때는 단호하게 이야기해서 반드시 따르게 해야 투병이 원활합니다.

이 환자는 남편이 이것저것 하라고 시키면 또 그런대로 잘 해내곤 했습니다. 밥을 안 먹으면 남편이 다 먹어야 한다고 호통을 쳐서라도 먹이고, 운동을 안 하려고 하면 등을 떠밀어 밖으로 데리고 나갔습니다. 남편은 더할 나위 없는 신사로, 갖은 변덕을 다 받아 주면서도 한편으로는 엄한 아버지처럼 아내를 다잡았습니다. 그 환자가 잘 투병하고 있는 건 전적으로 남편 덕이 큽니다. 심성이 약한 사람에게는 이렇듯 든든한 보호자가 필요합니다.

어느 정도 시간이 흐르자, 그 환자는 처음 진료실에 들어설 때와 달리 얼굴이 아주 밝아졌습니다. 한때 4기였다고는 아무도 믿지 못할 정도로 활기찬 본래의 멋쟁이 모습으로 돌아갔습니다. 가끔은 농담도 던집니다.

"남편한테 한쪽만 있어도 많이 사랑해 달라고 했어요."

"잘하셨어요."

유방복원수술을 하지는 않았지만, 여성으로서의 자신감도 회복했습니다. 그 정도의 자신감이라면 굳이 유방복원수술을 할 필요도 없어 보였습니다. 어느 순간 자신의 잃어버린 한쪽 유방을 자신감으로 채웠으니 말입니다.

은혜로운 말을 뿌려야 좋은 열매를 맺는다

암은 잘못된 입에서 시작해 환자를 고통스럽게 할 때가 많습니다. 또, 시작뿐만이 아니라 입에서 나오는 잘못된 말을 통해 더욱 나빠지기도 하지요. 환자 앞에서 말조심해야 하는 이유는, 조그만 부주의가 환자들의 의지를 꺾어 놓기 때문입니다. 가끔 주변인들이 위로라고 하는 말에 오히려 마음에 깊은 상처를 받기도 합니다.

"너 말기 암의 고통이 얼마나 심한지 아니? 말도 못한대……. 불쌍해서 어떡하니?"

"고통이 엄청나다고 하더라. 그래도 너라면 할 수 있을 거야!"

'너라면 할 수 있다'는 말은 희망적인 말이지만, 환자는 그 희망을 듣기 전에 고통이 엄청나다는 말에 더 주의를 빼앗기고 얽매이게 됩니다. 심지어 얼마나 아플지 미리부터 걱정하고 두려워하다 자살을 기도하는 사람도 있을 정도입니다.

'왜 하필 내가 암에 걸렸을까? 암에 걸렸으니 나는 어차피 죽을 건데……. 어차피 죽는 거라면 고통 없이 죽고 싶

암 치료의 정석

어……..'

자포자기하면 이런 생각을 충분히 할 수 있습니다. 환자가 가지는 고통에 대한 공포는 보호자의 상상 이상입니다. 암에 걸린 환자가 고통에 대해 공포감에 빠지는 가장 큰 이유는, 주변 사람들에게 들은 이야기 때문입니다.

"누구누구는 수술 잘못해서 죽었대. 너도 조심해, 네 병은 수술하다가 큰일 당할 수도 있대!"

"내가 보기엔 네 의사도 별 볼 일 없어 보인다. 어떻게 너는 이런 데 입원했니?"

이런 식으로 의료진을 의심하거나 비하하는 말도 곤란합니다. 목숨이 왔다 갔다 하는 절체절명의 순간인 만큼, 환자들은 귀가 얇아질 수밖에 없습니다. 당장 병원을 옮길 게 아니라면, 이런 대화는 환자가 의사를 불신하게 할 수도 있습니다.

암 치료와 투병은 의사, 환자, 보호자가 서로 위하고 격려하며 공동체 의식을 가지고 돌보아야 합니다. 서로를 믿고 의지하지 않으면 좋은 결과를 얻기 힘들지요. 환자의 치료를 위해 함께 그려 가는 종합예술작업이요, 합작입니다.

만약 암 환자를 병문안하게 된다면 환자와 어떤 말을 할지 미리 생각한 다음에 대화하는 게 좋습니다. 만약 대화가 이상한 방향으로 흘러가면 보호자가 가운데 끼어들어 끊어버리도록 하고, 방문자에게 미리 환자의 상태나 심리를 설명해 주는 것도 좋습니다.

뭐니 뭐니 해도 환자에게 가장 금물인 말은 바로 '부정적이고, 비관적이며, 용기를 잃게 하는 저주와 같은 말'입니다. 이 말은 불행하게도 환자에게 가장 힘을 북돋워 주어야 할 가족이나 친구와 같이 가까운 사람들이 많이 합니다.

"당신이 그렇게 살았으니까 지금 벌을 받는 거야!"

"이렇게 된 건 다 당신 탓이야!"

가끔 이렇게 극단적으로 쏘아붙이는 보호자들이 있습니다. 그러나 환자는 심판자, 정확한 분석가, 바른 판단을 하는 재판관을 원하는 것이 아닙니다. 지금의 자신을 격려하고, 경청해 주고, 용기를 주는 따뜻한 마음을 원합니다.

남편이 암에 걸렸을 때 간병하는 건 대부분 아내인 경우가 많습니다. 그런데 가부장제로 인해 우리나라 여성들에게 한이 많은 편이다 보니, 살면서 속상했던 것을 누워 있는 환자에게 퍼붓게 되는 겁니다. 간혹 병원에서 언성을 높이며 싸우는 일도 있습니다.

보호자들의 말을 들어 보면, 징글징글하다 싶을 정도로 환자가 속을 썩인 경우가 많습니다. 가족들을 괴롭히거나, 수십 년 동안 바람을 피우며 조강지처의 가슴에 대못을 박는 등 쉽게 용서하지 못할 짓을 저지른 경우가 많았습니다.

보호자들의 한 맺힌 심정을 이해하지 못하는 바는 아니지만, 길게 보았을 때는 결국 용서하는 게 좋다고 생각합니다. 환자를 위해서만이 아니라 보호자 자신을 위해서 더더욱 그렇게 하는 게 좋습니다. 용서하고 간병을 잘해야 나중에 후회가 남지 않습니다.

인간의 마음이란 참으로 알 수가 없어서, 아무리 강철 같은 미움으로 가득 차 있더라도 어느 순간 균열을 일으키며 서서히 녹을 때가 있습니다. 그때 후회의 눈물을 흘려도 이미 늦었을 수도 있지요. 득히 살날이 얼마 남지 않은 환자일수록 서로 용서하고 마음을 풀어 응어리가 남지 않도록 하는 게 좋습니다. 보내는 순간까지 서로 증오하면서 보내면, 보내고 나서도 자신의 가슴엔 미움이 남게 됩니다. 미움은 남은 사람의 인생에도 도움이 될 리 없습니다.

"그동안 내가 잘못을 많이 했는데……, 고마워요."

"그동안 한 짓을 생각하면 밉지만, 그래도 용서해요."

물론 끝내 서로 용서하지 못하고 헤어질 수도 있습니다. 그러면 환자는 환자대로 "너는 다음에 잘 죽을 줄 아느냐!"라며 증오를 남기고 가기도 합니다. 환자가 세상을 떠나더라도 그가 남긴 증오의 말들은 남아서 귓가를 계속 맴돌게 될지도 모를 일입니다.

환자나 보호자, 그리고 방문자들이 해야 하는 말은 따

뜻한 사랑의 말, 위로와 격려가 되는 말, 힘이 나게 하는 축복의 말입니다. 환자 앞에서는 많이 말하기보다는 마음을 가다듬고 열심히 들어 주는 게 좋습니다. 만약 꼭 말을 해야 한다면 반드시 필요한 말을 하세요.

은혜로운 말의 씨앗들을 잘 뿌려야 좋은 열매를 맺습니다. 부주의하거나 미움이 박힌 말들은 서로에게 상처를 입힐 뿐이라는 걸 언제나 기억하면 좋겠습니다. 환자는 오늘도 소중한 당신에게 힘이 되는 말을 꼭 듣고 싶어 합니다.

감사가 불러온 치유의 힘

조금 더 살고 싶은 사람에게 마지막을 생각하고 죽음을 바라보라는 말은 참 야박한 말일 수 있습니다. 그러나 여태까지 살아온 삶이 기적이라는 생각이 들지 않는지 한번 돌아보기를 권합니다.

우리는 모두 아무것도 없는 벌거숭이로 태어났지만 살면서 얻은 것이 너무나도 많습니다. 소중한 생명, 사랑하는 가족, 따뜻한 공동체, 좋은 친구, 고마운 선생님, 삶을 변화시킨 좋은 책, 생활에 필요한 물질과 집, 섬길 수 있었던 직장, 신뢰와 명예, 좌절을 이겨 내게 한 자신감… 이 많은 것들의 도움으로 복된 삶을 얻었습니다.

'아무것도 없는 내가 참 많은 것을 얻고 살았구나.'

지금까지의 삶에 감사하고, 지금까지의 삶을 이루게 해준 분들을 생각해 보는 시간을 한번 가져 봅시다. 현재 가진 것에 감사하다 보면 많은 이의 도움과 사랑으로 지금까지잘 지냈다는 사실을 깨달을 수 있을 겁니다.

"그동안 고마운 분에게 사랑과 진심이 담긴 편지를 써

보세요."

의사의 처방치고는 생뚱맞지만, 저는 적극적으로 편지나 카드를 쓰길 권합니다. 우리나라 사람들은 습관이 되지 않아서 감사와 사랑을 전하는 데 인색합니다. 고맙게 생각하면서도 쑥스러운 나머지 그 마음을 제대로 전하지 못하고, 말하지 않아도 알겠지 하고 생각해 버리지요.

감사의 마음을 적극적으로 표현하는 건 좋은 일입니다. 상대가 기뻐하는 모습에서 본인도 기쁘고, 삶의 의미도 새롭게 발견할 수 있을 겁니다. 서로에게 기쁨을 주고, 감사할 일을 발견하고, 그 마음을 표현하는 생활을 하다 보면 면역력도 더욱 활성화될 수 있습니다.

"편지 쓰셨어요?"

"선생님, 쓰다 보니 참 많은 생각을 하게 되었어요."

편지를 쓰면서 환자도 좋은 생각을 많이 하게 됩니다. 또한 무엇을 살까 고민하며 작은 감사의 선물을 준비하다 보면 병세를 잠시 잊을 수도 있습니다. 내가 아닌 남을 생각하는 삶, 긍정적인 마음, 좋은 생각들이야말로 현실의 고통을 잠시라도 잊게 해 줍니다.

스스로 참 행복한 사람이라고 깨닫고 마음에 평안을 가지면 치료에도 많은 도움이 됩니다. 긍정적인 마음으로 잘될 거라는 확신을 하고 치료를 받는 것과, 의심하고 걱정하며 치료를 받는 것은 결과가 다를 수밖에 없습니다.

"내가 치료를 포기하지 않고 받을 수 있으니 감사하고, 내가 그래도 잘 먹을 수 있으니 감사하고, 내가 잠을 잘 잘 수 있고 쉴 수 있으니 감사하고, 내가 대화를 나누고 위로를 받을 수 있는 사랑하는 가족이 함께 있으니 감사하고, 혼자서 대소변을 볼 수 있고 움직일 수 있으니 감사하고, 뛰고 운동할 수 있으니 감사하고, 지금까지 살게 해 주신 하나님께 감사할 수 있으니 감사합니다. 그러고 보니 나는 참 행복한 사람입니다."

이렇게 깨닫는 순간 진정한 치유가 시작될 겁니다. 더 가지고 싶은 것, 더 가지지 못한 것을 시기하는 시간은 독이 되지만, 감사하는 시간은 약이 됩니다.

이렇듯 암 자체만을 깊이 생각하고 묵상하기보다는 암을 계기로 내 삶을 생각하고 돌아보면 살길이 보입니다. 암에 걸렸든 걸리지 않았든, 인생은 성숙하게 스스로 찾아야 하는 길도 있습니다.

수술하거나 약을 먹는 것만으로는 충분히 좋아지지 않습니다. 어떻게 생각하느냐, 어떻게 사느냐에 따라 더 많은 것이 결정됩니다.

육신의 건강을 추구하듯이 영적으로나 정신적으로도 건강한 삶을 살도록 노력하면 균형 잡힌 건강한 삶을 살 수 있습니다. 균형을 이룬 삶을 살면 면역력은 자연스레 증가하고 활성화됩니다.

면역력에 대해서 과학적으로 검증해 보려는 노력과 시도가 많지만, 아직은 검증되지 않은 것이 더 많습니다. 어쩌면 검증 자체가 불가능할 수도 있습니다. 마음을 증명하는 일은 지금의 과학 수준으로는 해결할 수 없는 수준이기 때문입니다. 그럼에도 정신과 육체가 서로 관련성이 있다는 부분은 부정할 수 없습니다.

저는 환자들로부터 많은 편지를 받습니다. 살며 참 고마운 인연이라는 생각이 들고 환자들에게 용기를 드리고도 싶어 먼저 편지를 쓰기도 합니다.

의사들은 환자들이 병과 잘 싸울 수 있도록 도움을 주는 사람입니다. 그러나 병과 공존하는 지혜뿐만이 아니라, 자칫 절망하는 일이 생기지 않도록 해 주어야 한다고 생각합니다. 저는 그런 행복을 전하는, '마음을 치료하는 의사'가 되고자 합니다.

환자를 관찰한 의사로서 확신할 수 있는 점이 있습니다. 병은 잊고 살아야 덜 아프고 더 잘 견딘다는 겁니다. 병을 잊거나 병으로부터 초월하는 방법은 현재의 삶에 감사하는 겁니다.

이것은 암을 치료하는 의사이자 행복 전도사로서 환자

들을 진료하며 얻은 생활 속 작은 지혜입니다. 이 글을 읽고 있는 지금 바로 실천해 보시길 권합니다.

"지금 이 순간을 즐겨라!"

환자가 되면 내가 이 세상에서 제일 힘들고 외롭고 저주받았다는 생각이 들곤 합니다. 왜 하필이면 내가 암에 걸렸는지 하늘이 원망스럽기도 합니다. 암 환자라면 누구나 가질 수 있는 생각입니다.

누가 잘해 주면 잘해 주는 대로 '내가 곧 죽을 사람이라 잘해 주나 보구나'라고 생각하고, 잘 못하면 못하는 대로 내가 얼마 못 산다고 무시하는 것 같아 짜증이 납니다. 아무도 나의 처지를 대신할 수 없고, 내가 이렇게 힘들다는 걸 몰라주는 게 또 섭섭하고 외로워집니다. 그러다 보면 이래도 짜증, 저래도 짜증인 까다로운 사람이 되어가곤 합니다. 이쯤 되면 가족들도 서서히 지치기 시작합니다. 이러지도 저러지도 못해 될 수 있으면 피하려고 하지요. 의사도 인간인지라 이런 환자는 일단 피하고 싶은 마음이 먼저 들기도 합니다.

암 판정을 받는다면, 보호자나 주변 사람 이전에 환자 자신부터 변해야 합니다. 환자 스스로 매사 긍정적으로 받아들이는 마음을 가져야 합니다. 암에 걸렸다는 게 죽음을 향

암 치료의 정석

한 특급 열차 중 한 칸에 승차한 것과 다름이 없다는 건 틀림없는 사실일 겁니다. 그러나 몇 개의 간이역을 지날 것인지, 간이역에서 내려 다른 곳을 여행해 볼지 말지는 전적으로 자신에게 달려 있습니다. 내가 당장 여행 가방을 든 사람이라면 어떻게 하고 싶은지 천천히 생각해 보는 게 좋습니다.

아름다운 태양, 새소리를 들으며 사랑하는 가족과 함께 여는 아침, 즐거운 식사……. 하루를 24시간이 아니라 1천 시간, 1만 시간의 개념으로 생활한다면, 앞으로 빨리 죽음을 맞을 수밖에 없는 것에 대하여 어느 정도 심리적인 보상을 받을 수 있을 겁니다. '지금 이 순간이 천 년과도 같은 시간이다' '너무나 아름답기 때문에 놓칠 수 없다'고 생각한다면 결코 탄식이나 하며 남은 시간을 헛되이 보내지 않게 됩니다.

그래서 저는 환자들에게 지금 이 순간을 즐기라고 권합니다. 병실 밖으로 바라보는 하늘이 맑고 아름답다면 그 하늘에 빠져 보고, 가족과 이야기하는 것이 더없이 좋다면 지금 바로 웃으며 이야기하고, 추억으로 남길 행복한 여행을 하고 싶다면 여행을 떠나고….

"지금 주어진 시간을 생명을 연장한 시간이라고 생각해 보십시오. 보람된 일, 즐거운 일, 기쁜 일, 행복한 일만 해도 하루가 모자랍니다. 이제부터는 그동안 하고 싶었지만 하지 못했던 일들을 해보세요."

지상에서 마지막으로 남은 날들을 어떻게 쓸지 천천히 계획을 해보면 더 좋습니다. 분노하거나 슬퍼하며 미워하며 한이 맺혀 우왕좌왕 보내는 동안에도 소중한 생명의 시간은 쉼 없이 흘러갑니다. 시간을 어떻게 쓸 것인지, 무엇을 할 것인지 분명한 계획이 있어야 합니다.

"하루를 일주일처럼, 한 달처럼, 아니, 천 년처럼!"

제가 늘 환자에게 말하는 겁니다. 생명이 단축된 게 아니라 연장되었다고 생각하면 암에 걸린 이후의 시간은 덤으로 주어진 시간입니다. 어떻게 감사하지 않을 수 있겠습니까.

환자들은 시간을 알차게 보내기 위해서 많은 노력을 해야 합니다. 이때 좋은 태도는 치료 중에 나보다 힘들고 어려운 사람과 환자들을 돕는 겁니다. 다른 사람의 힘든 부분을 위로하다 보면 자신의 힘듦은 어느덧 잊게 됩니다. 타인을 돕다 보면 자신이 더 많이 배우게 되고, 자연히 하늘 지혜를 담게 됩니다.

제 환자 중에는 다른 사람을 돕는 일을 열심히 한 분이 있습니다. 가난한 사람을 위해서 밥도 푸고 열심히 나눠주는 일도 했습니다. 얼마 남지 않은 생이라는 생각으로 차라리 보람 있는 일을 찾아 봉사 활동에 나선 거였습니다. 그런데 그 일을 3년간 하며 건강이 나빠지기는커녕 점점 더 좋아졌습니다. 그분은 지금도 자신의 삶을 덤으로 얻은 삶이라 생각하고 열심히 봉사하며 살고 있습니다.

또 다른 환자는 자신 이외 다른 환자의 말을 하나하나 들어주고 기꺼이 상담해 주는 사람이었습니다. 재발이었기에 어느 순간 하나님 곁으로 갈 것을 알았으면서도, 남은 인생 동안 보호자를 상담하고, 환자를 상담하고, 환자가 편안한 죽음을 맞이할 수 있도록 조언을 아끼지 않았습니다.

"나도 암 환자예요. 너무 아파하지 마세요. 곧 좋아질 거예요."

병실을 돌아다니며 다른 환자들을 위로하는 말을 건네던 그 환자야말로 아직 어린 자녀를 두고 먼 여행을 할 사람이었습니다. 주변의 환자와 보호자들은 기꺼이 그녀를 반겼습니다. 보호자들은 그녀가 와 있는 순간만큼은 환자라는 생각을 내려놓게 되어 좋아했고, 환자들은 씩씩한 그녀의 모습에서 큰 위안을 받았습니다.

그녀는 결국 하늘로 갔지만 편안한 임종을 맞이했습니다. 다른 환자들도 찬송가를 부르며 그녀가 가는 길을 배웅했습니다. 모두가 이별을 슬퍼했지만, 모두가 축복하는 죽음이었습니다. 죽음 앞에서도 삶의 의미를 찾아 아름다운 섬김을 했기 때문입니다.

때로는 삶이 죽음보다 못한 경우가 있고, 죽음이 삶보다 아름다운 경우도 있습니다. 진정한 삶이란 어떤 경우든 인간답게, 그리고 행복하게 살다 죽는 것입니다. 죽음으로 가는 특급열차를 탔다면 기차에서 내릴 생각만 할 게 아니라, 그 기차를 타고 가면서 진정한 삶에 대해서 누구보다 먼저 진지하게 고민해 봐야 합니다. 죽음 앞에 우리는 깊어져야 하고, 무명無名 철학자가 되어야 합니다.

아플 때도 일심동체인 부부

 가족 중 암 환자가 생기면 보호자도 뒤이어 암에 걸리는 경우가 종종 있습니다. 암은 전염이 되는 병도 아닌데 참 희한하지요. 만약 같은 핏줄이 걸린다면 '가족력이 있구나'라고 생각할 수도 있을 겁니다. 암에 잘 걸리는 유전자가 따로 있다고 한다면, 가족력이 있는 경우일 겁니다.

 '조부모, 부모, 나' 혹은 '부모, 나, 자식' 이런 식으로 3대 중에 암에 걸린 사람이 세 명 이상이면 '암에 잘 걸리는 유전자를 가진 가족'이라고 할 수 있을 듯합니다. 그러나 실제 이런 경우는 극히 드뭅니다. 수천 명의 암 환자를 진료해 왔지만 이런 경우는 아직 보지 못했습니다.

 대신 피 한 방울 섞이지 않은 부부가 나란히 암에 걸리는 경우가 가끔 있습니다. 암에 걸린 배우자를 간병하던 중 갑자기 암 선고를 받거나, 오히려 먼저 암에 걸린 환자보다 더 빨리 하늘나라로 가기도 합니다. 아픈 사람에게 모든 걸 집중하다 보니 정작 본인이 아픈 건 모르는 겁니다. 설령 몸에 이상 징후가 있더라도 '암에 걸린 사람도 있는데 좀 참자'

하고 견디다가 병을 더 키우는 결과를 낳기도 합니다.

암 환자가 있는 경우, 그 가족까지 보살펴야 하는 이유가 바로 이 때문입니다. 암 환자가 겪는 스트레스 못지않게 배우자의 스트레스도 큽니다. 오늘은 무엇을 먹게 할까, 고통은 어제보다 좀 덜할까, 신경질을 부리지는 않을까, 진료비는 얼마나 나올까 등 간병하는 동안 보호자의 마음은 간신히 가지에 매달려 있는 가랑잎처럼 작은 바람에도 위태롭게 서걱거립니다.

종일 환자를 뒤처리하며 종종걸음을 치다 보니, 체력이 부치고 정신적으로도 압박을 많이 받습니다. 그렇다고 아픈 사람에게 하소연할 수도 없습니다. 대부분 모든 위로는 아픈 사람에게만 가고 보호자의 수고와 봉사에 대해서는 누구 하나 따뜻한 말 한마디 하지 않습니다. 그런 가운데 쌓일 대로 쌓인 스트레스와 불만이 어느 순간 몸을 쓰러뜨립니다.

보호자 관리가 암 환자 관리와 병행되어야 한다는 사실은 의심할 나위가 없습니다. 보호자가 같이 암에 걸리는 것은 불행한 일이긴 하지만, 그 사실을 받아들이는 모습에 따라서 어떨 때는 전혀 다른 결과를 보이기도 합니다.

대학병원에서 근무할 때의 일입니다. 당시 위암에 걸린 할머니가 한 분 있었습니다. 할아버지는 할머니 곁을 떠나지 않고 정성껏 간호했지요. 지금도 대기실에서 저를 기다리던 할아버지의 모습이 생생합니다. 할머니의 수술은 제가 직접 했고, 수술한 뒤에도 몇 년이나 더 사셨습니다. 할머니는 치료를 받으러 정기적으로 저를 찾아왔는데 그때마다 늘 할아버지도 같이 만날 수 있었습니다.

그러던 어느 날, 할아버지가 혼자만 병원에 왔습니다. 그 사이 할머니를 떠나보낸 할아버지는 그제야 몸이 아픈 걸 알게 되었고, 병원에서 검사한 결과 위암 판정을 받은 거였습니다. 그 이후 할아버지는 할머니와 같이 진료를 기다리던 복도에서 혼자 저를 기다리고 있었습니다.

할아버지는 다행히 최악의 상태는 아니었습니다. 수술하는 게 나아 보여 일단 수술 날짜를 잡았지요. 두 분 다 암이 생긴 부분도 위의 아랫부분으로 위치가 엇비슷했습니다. 수술 전날 저녁에 저는 할아버지를 찾아갔습니다. 위로하기 위해 갔는데, 할아버지는 오히려 저를 격려했습니다.

"선생님, 할머니가 얼마나 아팠는지 경험해 보라고 하나님이 내게 암을 주신 거 같아요. 할머니 수술을 잘해 주시고 치료도 잘해 주셨으니, 제 수술도 잘해 주시고 치료 잘해 주실 거라 믿습니다."

"할머니도 경과가 좋았으니 하나님께서 할아버지도 낫게 해 주실 겁니다. 용기를 내세요. 내일 수술실에서 뵙겠습니다."

"나는 이제 얼마 안 살아도 됩니다. 빨리 천국에 가서 할머니를 만나고 싶어요."

할아버지는 할머니와 같은 병을 얻은 걸 오히려 기뻐했습니다. 할머니의 고통을 알 수 있었고, 뒤늦게나마 나눌 수 있게 되었다는 겁니다. 저는 그 순간 새로운 것을 알게 되었습니다. 암이 부부 사이를 갈라놓은 게 아니라, 생과 사를 넘어 두 사람을 이어 주었다는 사실을요.

할아버지는 할머니처럼 수술 경과가 좋았습니다. 그 뒤 저는 그 병원을 떠났기에 할아버지의 소식은 더 이상 알 수 없었습니다만, 사이좋던 부부는 지금쯤 천국에서 만나 행복할 것입니다.

2021년 현재에도 비슷한 일이 있습니다. 모든 대학병원에서 여생이 2~3개월이라는 진단을 받고 저에게 왔던 67세 남성 환자가 있었습니다. 그러나 하늘의 은혜로 80세까지 13년이나 건강하게 생존했습니다. 하지만 정확히 12년 만에 그 환자의 보호자였던 아내가 똑같은 암으로 치료를 받고 있습니다.

부부가 무척 사랑하면 아내가 임신했을 때 남편도 함께 입덧하는 경우가 있다고 하지요. 이렇듯 깊이 사랑하는 부부는 아픔도 같이 느끼나 봅니다.

암 치료의 정석

인생의 하이라이트를 만드는 시간

만약 취미 생활로 아픔과 마음의 상심을 달래고, 잠시
라도 병에 대해서 잊을 수만 있다면 이보다 좋은 투병은 없
습니다. 음악 치료, 미술 치료, 작업 요법 등이 이와 같은 생
각에서 출발한 치료법입니다. 음악을 통해 병으로 인한 고통
과 근심을 잊을 수 있고, 작품을 만들기 위해 작업에 집중하
는 사이 마음속 응어리가 풀릴 수 있습니다. 또한 움직이지
않던 근육을 사용하는 것도 미술이나 작업 치료에서 얻을
수 있는 또 다른 효과입니다. 좋은 취미는 무력해지기 쉬운
암 투병에 생기를 가져다주지요. 저는 이런 이유로 좋은 취
미를 가지라고 환자들에게 권유합니다.

제 환자 중에 서예 작가로 데뷔한 분이 있었습니다. 몇
년 전에 말기 암 판정을 받은 후, 한 달에 한 번씩 지방에서
서울로 치료를 받으러 옵니다.

"선생님 제가 드디어 4점을 다 땄어요. 축하해 주세요."

"너무너무 축하드립니다. 그동안 정말 수고 많이 하셨
어요. 대단하세요. 아주 좋은 일 같네요. 그런데 저는 아직

그 내용을 정확하게 잘 모릅니다. 설명을 좀 해 주세요."

"4점이 모자라서 서예 작가가 못 되었는데 드디어 4점을 다 채웠어요."

어느 날, 그분이 소녀처럼 기뻐하며 진료실에 들어오며 말했을 때 저는 '4점이 무엇일까?'라는 의문이 들었습니다. 제가 5기 건강법을 내세운 것처럼 4기 건강법을 만들었나 싶을 정도로 생뚱맞았지요. 자세한 내막은 모른 채 '서예 작가가 되려면 국전 같은 것에 당선되는 것만이 아니라 일정한 경력을 쌓아야 하는데, 마침내 그 4점을 다 채웠구나' 하는 생각을 막연히 했습니다. 진료를 다 마치고 늘 그랬듯이 기도를 하려고 하는데, 환자의 남편이 이렇게 말했습니다.

"오늘 교수님께 드릴 말씀이 있습니다. 아내는 암 진단을 받고 나서 서예 작가의 길을 포기했거든요. 그런데 교수님을 만나고 나서 몇 개월 지나자 희망을 품게 되었습니다. 당시 아내가 서예 작가가 되기 위해서는 80점의 점수가 필요했는데 4점이 부족했습니다. 그때 참 안타까웠습니다. 4점만 더 따면 되는데……. 그런데 박사님께 치료받고 몸이 조금씩 좋아지자 용기를 가지고 계속 서예에 정진하게 된 거예요. 그리고 마침내 4점을 채워 아내가 꿈에도 그리던 서예 작가가 되었습니다. 모두 박사님 덕분입니다."

"아닙니다. 하나님께서 다 해 주셨습니다. 그리고 남편께서 얼마나 지금까지 잘 간호하셨습니까? 따님도 너무나 수고하셨지요. 제가 한 게 아닙니다."

2년 동안 말기 암으로 고생하면서도 '이번에 작가가 못 되면 죽을 때까지 작가가 못 되겠구나' 하는 절박한 마음으로 노력한 끝에 마침내 국전에 당선된 겁니다. 아픔이 밀려올 때마다 새벽이든 저녁이든 먹을 갈고 온몸의 힘을 모아 화선지에다 또박또박 써 내려간 그 글씨들은 한 인간의 진실이 새겨진 경판經板과도 같았습니다.

환자의 남편은 그간 환자가 기울인 노력을 말하며 간간이 눈물을 훔쳤습니다. 남편은 아내가 암으로 고생하는 걸 안타까워하며 딸과 함께 그 힘들고 먼 길을 같이 걷고 있었습니다.

"암에 걸린 이후의 삶이 제 삶의 하이라이트입니다. 이제 죽어도 여한이 없어요."

담담하게 말하는 환자를 보면서 마음속으로 몇 가지 생각이 교차했습니다. 그중 하나가 시간이 많다고 해서 결코 잘 사는 것은 아니라는 겁니다. 주어진 시간을 얼마나 감사하게 잘 쓰느냐에 따라 현재의 시간이 인생의 하이라이트가 될 수도 있고 암울한 시기가 될 수도 있습니다.

하나님께 감사의 기도를 드리려는데 눈에서 감사와 기쁨의 눈물이 흘러서 기도를 제대로 할 수 없었습니다. 부부와 따님, 간호사까지 모두 하나가 되어 눈물로 감사의 기도를 드렸습니다.

"몇 달 못 살 거라던 사람을 2년 동안 기적적으로 살려 주신 것도 감사한데, 하나님의 은혜로 서예 작가로 활동할 기회까지 주셨으니 감사할 따름입니다."

그분은 행복이 충만한 나직한 목소리로 함께 기도했습니다.

눈물의 4점. 그건 희망의 4점이었습니다. 암에 걸리더라도 노력하다 보면 결국 회복이라는 꿈이 이루어진다는 희망이었습니다.

무전은 무죄다

세상일이란 마음먹은 대로 모두 되지는 않습니다. 저는 환자와 그 가족들의 안타까운 사연을 진료 현장에서 늘 봅니다. 그중에서 가장 안타까운 경우 중 하나가, 치료를 받아야 하는데 돈이 없는 경우입니다. 환자의 투병 의지가 누구보다 강하고 보호자도 환자를 위해 헌신한다 해도, 돈이 없다면 받을 수 있는 치료는 극히 제한됩니다. 더군다나 항암 치료는 치료 기간이 정해져 있지 않습니다. 몸이 얼마나 치료에 반응하느냐에 따라 한정 없이 길어질 수도 있기에 더욱 절망할 수 있습니다.

"병원에서 화학 요법이랑 방사선 치료를 받아야 한다고 하는데 저는 돈이 없어서 못 받겠습니다."

어느 날 저를 찾아온 환자가 한숨을 푹 내쉬며 말했습니다. 그 환자는 애초에 통합의학적인 치료를 끝까지 받을 생각이 없었습니다. 기존에 나와 있는 치료법에 무엇 무엇이 있는지 알아보고 형편이 닿으면 한 번 시도는 해보고 싶다며 저를 찾아온 겁니다. 고칠 수만 있다면 어떤 치료법이든

다 해보고 싶은 욕심이 생기는 건 당연할 수 있습니다. '일반적인 치료도 돈이 없어서 못 받는데, 감히 내가 이 치료를 받을 수 있을까?' 저를 바라보는 환자의 얼굴에는 이런 생각이 그대로 드러나 있었습니다.

많은 이들에게 통합 치료에 돈이 많이 들어간다는 선입견이 있습니다. 만약 제가 도립병원이나 국립병원에 있었다면 비용 부담을 상대적으로 적게 느꼈을지도 모릅니다. 그러나 통합의학적 치료는 환자에게 가장 잘 맞는 방법을 찾아 골라서 치료하는 맞춤 치료입니다. 일반적인 항암 치료와 병행하기도 하고, 항암제를 포기하면 통합의학적인 치료만 하기도 합니다. 치료를 선택할 때 환자의 건강 상태와 경제적 환경 모두가 고려되지요. 그렇다 하더라도 최신 항암 치료에는 어쨌든 돈이 많이 들어갑니다. 일반 치료든 통합의학적 치료든 대부분 의약품이 수입품인데다 치료 기간 자체가 길기 때문입니다.

일반적인 항암 치료는 몸에서 암세포가 발견되지 않을 때까지 치료하는 걸 원칙으로 합니다. 한 사이클을 28일로 잡아 하루하루 투여하는 주사와 약의 양이 정해지는데, 암세포가 없어질 때까지 몇 사이클이 되든 계속해서 실시합니다. 한마디로 네(암세포)가 죽냐, 내가 죽냐 하는 처절한 혈투라고 할 수 있지요. 암세포와의 전쟁이 시작되면 환자의 몸이 버티는 데까지 전쟁을 수행합니다. 게다가 약값뿐 아니라 혈액 검사 등 각종 추적 검사비가 만만치 않게 들어갑니다. 그렇게 6싸이클 6개월로 치료합니다.

　일반적인 항암 치료의 끝은 환자의 몸이 감당을 못해 결국 죽음에 이르거나, 치료비가 없어 중도 포기하거나, 아니면 암세포가 없어지는 겁니다. 보험이 적용되는 범위가 좁다 보니, 치료를 받다 보면 몇천만 원이란 돈도 봄눈 녹듯이 사라져버립니다. 혹 어려운 로봇수술을 한 번 하면 그 비용만 해도 몇천만 원인데다가, 항암 주사 한 대에도 수십만 원이 대부분입니다. 몸에 좋다는 것까지 이것저것 챙겨 먹다 보면 돈 들어갈 곳이 한도 끝도 없습니다.

　집 한 채 값이 들어가더라도 사람만 살릴 수 있다면 다행스러운 일이지만, 사람도 살리지 못하고 집까지 날리는 경우도 허다합니다. 그러다 보니 이혼하고 혼자 아이를 키우며 살던 어머니가 치료비를 낼 엄두가 나지 않아 치료를 포기하거나, 자신이 가진 돈을 양육비로 남겨놓고 떠나는 식의 가슴 아픈 일이 현실에서 벌어집니다. 최근에는 비교적 보험이 잘 마련되어 있지만, 몇 년 전만 해도 암 환자의 치료는 경제력을 무시할 수 없었습니다.

　생과 사를 돈으로 결정할 수는 없습니다. 그러나 암의 경우에는 돈 때문에 결정이 되기도 하지요. 암 환자들과 그 가족들이 돈 때문에 치료를 중단하는 걸 볼 때마다 의료 제도를 개혁해서 누구나 안심하고 치료를 잘 받을 수 있도록 이런 불행은 막아야 한다고 막연히 생각하곤 합니다.

사실 한국은 미국과 유럽에 비하면 의료 제도도 잘 되어 있고 의료비도 매우 저렴한 편입니다. 병명에 따라 차이는 있지만 많게는 수십 배 차이가 나는 것도 있습니다. COVID-19 상황 가운데 미국에서 수많은 사망자가 발생한 이유 중에는 마음 놓고 의료 혜택을 받지 못하기 때문도 상당 부분 차지할 것입니다. 미국으로 이민 간 친구가 코로나로 입원했다 퇴원한 후 진료비만 몇억 넘게 청구되었다는 이야기를 들었을 때 참 안타까웠습니다.

우리 가족 역시 집안에서 가장 아까운 사람(저에게 있어 작은 삼촌)을 대장암으로 잃어 보았고, 그 과정에서 돈 때문에 적지 않은 고생을 겪었습니다. 이런 경험 때문인지 저는 환자들에게 "이 치료법도 효과적인데 한번 해보세요" 같은 말을 감히 꺼내지 못합니다. 치료를 못 받는 것 자체가 스트레스가 되지 않을까 조심하게 됩니다.

우리나라의 의료제도가 다른 나라보다 앞서 있더라도 의료 제도 개혁은 시급합니다. 최소한 아픈 사람에게 적절한 치료는 받게 해 주는 제도를 갖추어야 합니다. 그 대안으로 감기 같은 가벼운 병은 자가 부담으로 돌리고 암이나 만성병처럼 치료비가 장기간 많이 드는 것은 보장해 주는 방법은 어떨까 생각합니다. 그렇게만 된다면 가벼운 질병의 병원 이용률은 떨어질 것이고, 지금처럼 누적된 국민건강보험의 적자도 만회할 수 있을 겁니다.

암을 치료하는 의사로서의 희망 사항이지만, 암 환자는 양질의 진료를 받아야 합니다. 지금처럼 한 병실을 여러 사람이 쓰거나 의사가 하루에 수십 수백 명의 환자를 관리하는 시스템에서는 양질의 진료를 기대하기 어렵습니다. 양질의 진료를 위해서는 환자 일 인당 진료 시간을 늘려야 합니다. 환자와 의사가 충분히 시간을 가지고 대화할 수 있어야 합니다.

분명한 사실은 우리 사회도 어느 시기에 가서는 양질의 진료로 체질 개선을 해야 한다는 겁니다. 그러나 의료 시장이 개방되면 외국계 병원이 들어올 것이고, 양질의 진료를 원하는 사람들은 의료비가 비싸더라도 그곳으로 갈 겁니다. 그러면 '유전무죄, 무전유죄'라는 말처럼 가난한 사람들은 의료 혜택을 제대로 못 받고, 돈 많은 사람들만 자신들이 원하는 치료를 받는 양극화 시스템으로 굳어지게 될 것입니다.

돈이 없어서 치료를 못 받는 설움을 저는 익히 보아왔습니다. 의료 선교에서 만난 사람을 들먹이지 않더라도, 제게 고맙다고 소박한 먹을 것을 내미는 보호자와 환자들이 그러했고 그 옛날 저의 삼촌이 그러했습니다.

수술대 위에서는 만인이 평등해야 합니다. 수술을 위해 개복을 해보면 피부색이나 인종에 관계없이 모든 장기는 모양과 색깔이 똑같습니다. 그러나 현재의 의료 시스템에서는 수술대 위에서조차 인간이 평등하지 않습니다.

현재의 시스템에서는 환자도 의사도 모두 피해자입니다. 저는 대학병원에서 10여 년간 암 수술을 하고 암 환자를 돌보았습니다. 그때 일주일에 두어 건, 많게는 서너 건의 수술을 하고, 하루 평균 30명 정도의 외래 환자를 보았지요. 간간이 수술도 해야 하므로 8시간 동안 30명의 환자를 보려면 한 환자당 5~10분도 채 못 본다는 결론이 납니다.

대학병원에 있을 때 저는 하루에 4시간 이상 잠을 자지 못했고, 개인적인 용무를 볼 시간조차 부족했습니다. 혹사도 이런 혹사가 없었지요. 이것이 대한민국의 보편적인 의료 현실입니다.

의료는 히포크라테스가 말한 대로 예술입니다. 예술에서 중요한 건 기술이 아니라 사람의 마음을 움직이는 것입니다. 환자의 마음을 움직이는 것, 그리고 양질의 의료가 필요합니다. 이런 열악한 환경에서는 예술은커녕 의료 사고나 안 나면 다행이지요.

돈은 암 치료에 있어 원수와 같습니다. 암 환자나 병원

할 것 없이 돈이 모자랍니다. 이것은 역설적으로 하루빨리 의료 환경이 변해야 하는 이유가 되기도 합니다.

"당신 아버지라도 수술하지 않을 겁니까?"

　　수천 건의 수술을 하면서, 재수술한 경우가 딱 하나 있었습니다. 애초에 제가 반대한 수술이었지요. 체력도 약하고 몸무게가 40kg도 채 되지 않는 75세의 할아버지 환자로, 저는 그 정도의 나이면 하늘에 목숨을 맡겨야 한다고 생각했습니다.

　　"당신 아버지라도 그렇게 말할 수 있겠습니까?"

　　"물론입니다. 제 아버지라면 더 자신 있게 말할 수 있습니다."

　　수술해서 1년을 더 살거나, 수술하지 않고 반년을 사는 것. 오래 사는 것과 삶의 질은 분명히 다릅니다. 단순히 오래 사는 데에는 아무런 의미가 없습니다. 성경에 나오는 사람들은 최고 969세까지 살았다고 하고, 현대에도 건강관리를 잘 하면 100세까지 살 수도 있습니다. 하지만 아직은 75세에서 85세 정도가 평균 수명입니다. 그래서 노인 환자 수술을 할 때는 보다 신중해야 하고, 75세부터는 좀 더 신중을 기하는 편입니다.

"수술하면 환자가 너무 힘들 겁니다."

"여한이 없도록 수술을 해 주세요."

"수술하면 환자가 어떻게 될지 모릅니다. 조금이라도 편히 계시게 하는 게 좋을 것 같습니다."

그 당시 환자의 상태는 무척이나 좋지 않았습니다. 몸무게가 30kg 후반으로 너무 쇠약해서 수술할 수 없는 지경이었습니다. 그러나 아들들은 수술대 위에서 돌아가시더라도 여한이 없도록 수술을 해 달라고 졸랐습니다. 테이블 데스table death라고 하는, 수술 중 사망은 흔한 일은 아닙니다. 그러나 이처럼 나이 들고 쇠약한 환자에게서는 충분히 일어날 수 있는 사고입니다.

"선생님, 그러면 다른 사람들이 우리를 뭐라고 보겠습니까? 아버지 수술도 안 시켰다고 할 것 아닙니까. 선생님께서 안 해 주신다면 다른 병원에 가서 하겠습니다."

다른 병원에 가서라도 수술할 거라는 보호자들의 말에 할 수 없이 저는 수술을 허락했습니다. 어차피 할 수술이라면 제가 직접 하는 게 나을 성싶었기 때문입니다.

수술하다 보면 환자의 상태가 어떤지 한눈에 드러납니다. 개복해 보니, 이미 장기들은 탄력이 떨어져 있었습니다. 탄력이 떨어지면 수술 후에 유착이 잘 일어나고, 상처도 더디 아뭅니다. 겨우 봉합은 했지만 터질 가능성이 농후해 문합부에 누공이 생길 수도 있었습니다. 저의 우려는 현실로 나타났습니다. 수술 첫날부터 많은 분비물을 쏟아내더니, 급기야 이상 징후가 왔습니다. 결국 재수술한 다음에도 그 환자는 한 달이나 더 입원해야만 했습니다.

수술이 능사가 아니라고 아무리 보호자를 말려도 꿈쩍도 하지 않는 경우가 왕왕 있습니다. 보호자가 아들이든 혹은 아버지든, 누구도 환자에게 수술대 위에서 죽으라고 강요할 권리는 없습니다. 수술을 받을지 말지 결정하는 건 반드시 환자의 입장에서 신중하게 고민하고 선택해야 합니다.

수술하면 2년을 살고 수술하지 않으면 1년을 산다고 가정했을 때, 어떤 선택이 환자를 더 위하는 일인지는 잘 따져보아야 합니다. 수술을 결정할 때 가장 고민해야 하는 건 수술 후의 삶의 질입니다. 단순히 몇 달을 더 사는 게 의미 있거나 환자에게 더 좋은 결정은 아닙니다. 상처가 잘 아물지 않고 수술 후에 더 힘들거나 아파할 것 같으면 안 하는 게 좋습니다.

"여한이 없게 수술을 해 주십시오."

이처럼 수술을 결정할 때 판단 기준이 결코 보호자들의 '여한'이 되어서도 안 됩니다. 이건 보호자들의 이기심일 뿐입니다. 수술은 인체의 밸런스를 인위적으로 완전히 깨어 버리는 의료 행위이기에, 한번 깨어진 밸런스는 나이가 많거나 병약할수록 제대로 회복이 안 됩니다. 따라서 무리해서 수술하기보다는 오히려 잘 관리하는 게 환자에게 득이 될 수 있습니다.

수술 등으로 인한 고통이 심하면 환자들은 고통을 끝내기 위해서 삶의 끈을 놓으려 하는 경향도 있습니다. 수술하기 전에는 잘 모르겠지만, 만약 수술한 뒤에 6개월이나 1~2년 정도밖에 못 살았다면 그 수술은 환자를 위해 재고했어야 하는 수술입니다. 제 가족이라면 수술 여부를 신중히 고려할 겁니다.

수술할 때는 득과 실을 잘 따져서 득과 실이 반반이라면 안 하는 게 낫습니다. 득이 60%, 실이 40%라도 안 하는 게 나을 수도 있지요. 저는 득이 70% 이상은 되어야 수술을 결심하는 데 무리가 없다고 생각합니다. 수술은 생각처럼 간단하지 않고, 마법도 아닙니다. 컨디션이 좋은 일반인에게도 힘든 일입니다. 암 환자처럼 체력적으로나 정신적으로 힘든 상황에서는 더더욱 수술의 후유증에서 벗어나는 게 쉬운 일이 아니란 걸 알아야 합니다.

인체는 외부로부터 방어막이 잘 구축되어 있습니다. 수술하면 싹 낫게 될 것 같지만, 그렇지 않고 오히려 그 방어막만 침범해 망가뜨리는 경우가 간혹 있습니다. 이때 인체는 극도로 혼란에 빠지게 되지요.

수술은 늘 마지막 선택이 되어야 하지, 시술이나 약물 치료 같은 저침습적 치료가 있을 때도 최우선 선택이 되어서는 곤란합니다. 모든 수술 앞에서 신중한 태도를 기하는 건, 환자의 생존과 삶의 질의 관점에서는 결코 과한 것이 아닙니다.

암 치료의 정석

후회없는 최선은 어디까지일까

저는 투병 중인 환자 중에 꽤 힘든 환자나 경과 확인이 필요한 환자에게는, 반드시 집으로 전화하거나 필요하면 한 번씩 찾아가 보곤 합니다. 왕진 가는 걸 반기는 보호자도 있고, 반대로 상당한 부담을 느끼는 보호자도 있지요. 보호자가 왕진을 꺼리는 건 대개 자신의 속내를 보여 주고 싶지 않기 때문인 경우가 많습니다.

"바쁘신데 미안하게……."

연락했을 때 이렇게 얼버무리면 저는 언제쯤 찾아가겠다고 약속을 잡은 다음, 출발한 뒤에 전화를 합니다. 말릴 틈을 안 주기 위한 저만의 노하우입니다. 왕진을 가는 이유는 환자에게 필요한 보살핌이 제대로 이루어지고 있는지 의사로서 한번 챙겨 보기 위해서입니다. 그리고 두 번째는 가족들에게 상기시키기 위해서입니다.

의사는 생면부지의 남입니다. 진료비 청구서에 왕진료가 청구되는 것도 아니고, 기름 값이 청구되는 것도 아닙니다. 그런데도 의사가 왕진을 온다면, '가족인 우리가 환자를 잘 보살펴야겠다'라는 마음이 들지 않을까 해서입니다. 왕진을 가 보면 환자가 어떻게 투병하는지 한눈에 파악됩니다. 집안의 분위기가 냉랭한가, 따뜻한가에 따라 환자의 투병을 적극적으로 돕는지, 마지못해서 돕는지 알 수 있습니다.

몇 년 전 저는 동부 이촌동으로 왕진을 가다 길을 잃은 적이 있습니다. 늦가을비가 추적추적 내리며 겨울을 재촉하고 있었지요. 늘 다니는 곳이 아니다 보니 일방통행 길을 잘못 들어 한강변을 하염없이 달리게 되었습니다. 겨우 물어물어 찾아간 환자의 집은 한눈에 봐도 냉기가 돌았습니다. 현관문을 여는 순간 '아, 이분은 어렵겠구나.' 하는 생각이 뇌리를 스쳤습니다. 집은 컴컴하고 냉기가 감돌았습니다.

암 환자가 있다면 집안이 환하고, 이왕이면 실내 온도도 조금 높여 따끈따끈하고, 생기 있는 푸른 식물들이 집 안 구석구석에 있는 게 좋습니다. 식물은 공기를 정화하고, 녹색은 시각적으로도 환자를 편안하게 해 줍니다. 그런데 그 환자의 집에는 흔한 화분 하나조차 눈에 띄지 않았습니다. 아내 되는 분은 이제 그만 포기했으면 하는 눈치가 역력하기도 했지요. 환자 역시 반쯤 포기한 상태였습니다.

"이것저것 해 봐도 안 되는데 어떡합니까? 암이 낫는 병이면 사람들이 왜 그렇게 두려워하겠습니까?"

환자의 아내는 끊임없이 신세를 한탄했습니다. 이렇게

해도 안 되고 저렇게 해도 안 된다, 시키는 대로 하지 않고 이것저것 조금씩 해 보고는 다 그만둔다, 죽도록 고생시키더니 마지막까지 나를 이렇게 고생시킨다, 이제 나도 포기했다…… 사이가 벌어진 두 부부 사이에 앉아 있자니 바늘방석이 따로 없었습니다.

"한번 끝까지 노력해 보시고, 마음의 평안을 가지세요."

환자에게 위로의 말을 전하고 나왔지만, 제 말이 얼마나 가슴에 가 닿았을지는 의문이었습니다. 밤길에 길을 잃지 않기 위해서 바짝 긴장하며 집으로 가는 동안 저는 안타까움을 삼켰습니다.

이처럼 환자에게 투병 의지가 있는데 보호자에게 전혀 의지가 없는 경우는 의사로서 참 안타깝습니다. 그것이 환자의 죽음을 재촉하는 행동이라는 걸 아마 그 보호자는 모를 겁니다.

아니나 다를까, 그 환자는 2주쯤 뒤에 치료를 그만두었습니다. 예약한 날에 오지 않아 전화해 보니 보호자가 치료를 포기했다는 답이 돌아왔습니다.

가족 중에 암 환자가 생기면 다음과 같은 네 가지의 상황이 벌어집니다.

1. 환자와 보호자 모두 투병 의지가 있는 경우

2. 환자는 투병 의지가 있는데 보호자가 없는 경우

3. 환자는 투병 의지가 없지만 보호자가 있는 경우

4. 환자와 보호자 모두 투병 의지가 없는 경우

가장 다행스러운 경우는 환자와 보호자 모두 투병 의지가 있는 경우이고, 만약 환자에게 투병 의지가 없는데 보호자가 있는 경우에는 의사로서 고맙기까지 합니다. 그러나 이 중에서 가장 딱한 경우는 환자에게 투병 의지가 있는데 보호자에게 없는 경우입니다. 이런 상황이면 보호자에 의해 환자의 투병 의지가 언젠가는 꺾이고 마는 걸 많이 보았습니다.

물론 보호자의 마음이 전혀 이해되지 않는 것도 아닙니다. 가끔은 극성맞은 환자들이 있습니다. 이런저런 치료를 다 받아 보고 싶어 하고, 집 한 채 값을 날리더라도 몸에 좋다는 건 다 구해다 먹으려 하기도 합니다. 그 바람에 가족들이 경제적인 고통을 겪더라도 안중에도 없는 사람도 있지요. 또한, 한번 치료를 시작했으면 끝까지 인내를 가지고 해야 하는데 귀가 얇아서 치료 방법을 이리저리 바꾸는 환자도 있습니다. 이렇게 환자가 갈피를 잡지 못해 변덕을 부리면 보호자는 서서히 지쳐 가게 됩니다.

그렇다고 환자 때문에 온갖 고통을 당했던 보호자는 과

암 치료의 정석

연 환자가 죽고 없어지면 자유를 얻을 수 있을까요? 환자가 평생 속만 썩이다 마지막까지 들들 볶으면 보호자도 기가 찰 노릇이겠지만, 그래도 모든 걸 용서하는 게 좋습니다. 환자를 위해서라기보다는 남겨질 보호자를 위해서 필요한 조치입니다. 자유는 최선을 다한 다음, 또한 사랑을 다한 다음에야 얻을 수 있는 선물입니다.

　그 환자 부부가 앞으로 어떻게 될지 저는 익히 상상할 수 있었습니다. 구불구불한 강변도로를 따라 돌아오는 길에 저는 기도를 했습니다. 기도하니 조금은 편해졌지만, 마음의 평화까지는 좀처럼 되찾기 어려운 밤이었습니다. 환자의 뒷모습에 후회가 남지 않도록 우리 모두는 최선을 다하고 그 결과는 하늘에 맡겨야 합니다.

"오늘은 더 멋져 보이네요"

암에 걸리면 잃게 되는 게 많습니다. 그중 하나가 외모의 변화입니다. 머리카락이 빠지고, 피부가 창백해지고, 눈이 움푹 들어가고, 눈 밑이 검어지고, 검은깨를 흩뿌린 것처럼 반점 같은 게 생기기도 하고, 손발이 저리면서 착색이 생기기도 합니다. 환자는 하루하루 변하는 자신의 모습을 보며, '아, 나는 이제 건강한 사람의 몰골이 아니구나.' 하고 미리 절망할 수도 있습니다.

대부분의 환자는 외모의 변화에 민감합니다. 외모로 인해 자존감을 되찾을 수도 있고, 반대로 꺾일 수도 있습니다. 환자들의 외모 판단 기준은 일반인처럼 예쁜가, 예쁘지 않은가 하는 종류가 아닙니다. '내가 아프기 전과 후, 특히 지금과 얼마나 다른가' 하는 것이지요.

환자들은 자신이 아프기 전의 모습을 기억합니다. 다른 사람 만나는 걸 기피하거나 다른 사람들 앞에 잘 나서지 않으려고 하는 데는 이런 외모적 손상에 따른 자신감의 상실이 큰 몫을 합니다. 고통과 공포 앞에 외모를 따지는 게 무슨

암 치료의 정석

배부른 소리냐고 할지 모르지만, 외모를 잃어간다는 건 일반인들이 상상할 수 없는 정신적 고통을 수반합니다. 자신감을 잃는 것, 인간에게 그만큼 가혹한 형벌은 없습니다. 자신감을 잃으면 자존감도 잃게 되고, 스스로 존귀하다고 생각하지 못하게 되어 심리적으로도 크게 위축됩니다.

"오늘 멋지게 하고 오셨네요. 스카프가 멋져서 지나가는 사람들이 다 쳐다보겠어요."

"딸이 사 줬어요. 엄마 화장하라고 립스틱도 사 주고……."

환자 중에 3개월 정도밖에 생존하지 못할 거라고 했는데, 몇 년째 활기차게 생활하고 있는 분이 있습니다. 그분은 화장도 하고, 화려한 스카프도 멋스럽게 매고, 옷도 산뜻하게 입는 멋쟁이 할머니입니다. 겉모습만 봐서는 누구도 그분이 암에 걸린 분이라고 생각하기 어렵습니다. 그 모든 게 엄마를 챙기는 곰살궂은 딸들 덕분이겠지만, 그분 스스로도 자부심을 잃지 않은 덕도 있었습니다. 그분을 볼 때마다 저 역시 반갑고 기분이 좋아 가벼운 농담을 건네곤 했습니다.

"화장하니까 고우시네요 젊었을 때 무척 인기 많으셨겠습니다."

"제가 젊을 때 한미모 했습니다."

농담 반 진담 반으로 한마디씩 주고받는 이런 대화가

환자들에게는 힘이 됩니다. 한편으로 저는 환자들에게 가급적 자신의 모습에 당당하라고 당부합니다. 머리가 빠지면 빠지는 대로, 신체적인 손상을 입어 변형이 되면 되는대로 그 모든 것을 회복의 과정으로 잘 받아들이라고 합니다.

"교수님, 제가 율 브리너보다 더 잘생겼지요?"

항암 치료를 받느라 빠져버린 머리를 만지며 저보다 한 수 더 뜨는 환자들도 간혹 있습니다. 맨머리를 만지면서 화통하게 웃을 수 있기까지, 수많은 따가운 시선과 마음의 시련을 극복하고 당당하기까지 얼마나 힘이 들었겠습니까? 그 사람들이 얼마나 많은 절망의 날들을 이겨 내고 지나왔는지, 겪어 보지 못한 다른 사람들은 절대 알 수 없습니다.

환자들의 외모를 보면 그들의 마음이 어떤지 대충 짐작할 수 있습니다. 자신감을 갖고 있구나, 움츠리고 있구나, 용기를 상실했구나, 당당하게 보이려고 애쓰는구나… 찡그리고 미운 얼굴보다는 웃는 얼굴, 지저분한 외모보다는 단정한 외모가 인간적인 가치를 잊지 않게 해 줍니다.

〈스텔라〉라는 흑백영화를 기억하는 사람이 있는지 모르겠습니다. 여자 주인공 스텔라는 암으로 죽는 순간까지 아름다웠습니다. 남자 주인공은 그녀를 위해 마지막 순간 흰색 드레스를 입히고, 머리를 빗긴 다음, 작은 꽃을 한 송이 꽂아 주지요.

"나 너무 창백하죠?"

"아니, 아름다워!"

아주 작은 바람에도 나뭇가지들과 나뭇잎은 흔들립니다. 흔들림으로써 자신이 받은 감동을 보여 주지요. 이처럼 눈에 보이지 않는 격려들, 예컨대 "오늘 생기 있어 보여요!" "예전처럼 혈색이 돌아오네요." "오늘은 더 멋져 보이네요." 등과 같은 말이 작은 감동으로 다가갑니다. 또한, 보호자는 병실 안에서도 환자를 깔끔하게 단장해 주는 게 좋습니다. 머리를 자주 감겨주고, 자주 씻겨 주고, 화장을 해 주고, 가끔 립스틱도 건네길 바랍니다. 그러면 환자들도 나뭇잎처럼 작은 감동에 몸을 떨 것입니다. 용기를 가지고 살아서 은혜를 보답하고자 할 것입니다.

아버지와 아들의 여행

암으로 고생하던 한 미국인이 제게 온 적이 있었습니다. 미네소타에서 한국으로 오려면 비행기만 두 번 갈아타야 합니다. 그렇게 오는 데 걸리는 시간도 하루가 넘지요. 바다 건너 먼 곳에서 아들과 손자, 통역하는 사람까지 같이 왔다는 사실에 저는 감격했습니다. 가족들이 한국에 가서 저에게 치료받고 싶다고 한 환자의 뜻을 존중하고 따라준 것도 놀라웠습니다.

그들의 한국행은 쉽지 않은 결정이었을 겁니다. 나이도 많고, 건강도 안 좋은 데다, 좋은 미국 의사를 두고 왜 동양인 의사를 만나러 가느냐고 할 수도 있었을 테니까요. 당장 체류하는 데 드는 경비만 해도 만만치 않을 겁니다. 미국의 의료비가 아무리 비싸다 한들, 가족과 함께 한국으로 치료받으러 오는 것만 하겠습니까.

차트를 보니 그는 이미 4기였습니다. 연세가 있는 데다, 4기라는 사실은 지상에서 이루고자 한 일을 정리하기 시작하는 게 좋을 것 같다고 조언을 해야 하는 상황이었습니다. 저는 그에게 무엇이 궁금한지 물었습니다. 그런데 그가 한 질문은 의외였습니다. "내가 얼마나 오래 살 수 있느냐" "아프지 않느냐" 하는 것이 아니라, "얼마나 인간답게 여생을 살 수 있겠는가?" 하는 것이었기 때문입니다.

저는 그의 질문에 답한 다음, 이렇게 따라 하게 했습니다. "하나님은 나를 사랑하십니다. 하나님은 나를 고쳐 주십니다. 나는 지금 행복합니다." 이건 커다란 목소리로 외우는, 바람이 내재된 외침이자 기도문입니다. 하나님이라는 배경이 나를 지켜 준다면 두려워할 게 없다는 게 저의 지론입니다. 크리스천들은 모두 공감합니다. 저는 세상의 모든 사람, 특히 죽음의 문턱에 서 있는 암 환자들이 마음의 진정한 평화를 얻는 건 하나님을 통해서라고 생각합니다.

"이제 아드님을 안아 주세요."

그는 눈물을 흘리면서 아들과 끌어안았습니다. 영혼까지 끌어안는 듯했습니다. 아들도 마찬가지로 아버지를 힘 있게 끌어안았지요. 그간에 그는 아들과의 사이에 말로는 다하지 못할 앙금이 있었습니다. 크게 다투거나 대립하지는 않았지만, 눈에 보이지 않는 미세한 균열이 있었습니다.

세월이 흐르면 아들과 아버지는 멀어집니다. 아들은 자신의 가정을 가지고 아버지가 되어야 자신의 아버지를 잘 이해할 수 있지요. 그러나 정작 그때가 되면 서로 너무 멀리 떨어져 있기도 합니다. 그는 아들이 어렸을 때처럼 아들을 안고 싶어 했습니다. 아버지는 아들에 대해서 안타까워하는 부분이 많았고, 아들은 무심했습니다.

두 사람은 제 진료실에 올 때마다 서로를 안아 주었습니다. 두 부자는 진료가 거듭될수록 가까워지고 마음을 열어가는 게 보였습니다. 두 사람이 한국에 머물면서 어떤 이야기를 나눴는지는 모릅니다. 하지만 만리타향에서 두 사람만 함께 한 거실에 있다 보면, 그동안 말하지 못했던 것들도 나눌 수 있었을 겁니다. 마치 아버지와 아들이 캠핑을 가서 모닥불에 둘러앉아 두런두런 이야기를 나누듯이 말이지요.

심각한 얘기들을 하지 않아도 눈으로, 마음으로 나누는 대화 속에 사랑과 용서가 하모니를 이루었을 겁니다. 영혼이 회복되어 평안해지면서 절대로 잊히지 않는 시간이 되었던 것입니다.

그는 한국에 있는 두 달 동안 건강을 많이 회복했습니다. 마음이 회복되니 몸이 회복이 된 것입니다. 검사를 해 보니 만족할 만한 결과가 나왔습니다. 무엇보다 한국에 있는 두 달 동안 아들이 아버지를 더 많이 이해하게 됐습니다. 그들의 한국행은 암 뿐만 아니라 관계 치료 여행도 된 셈입니다.

"미국에도 이렇게 치료하는 의사가 있으면 좋겠어요."

"감사합니다. 하나님이 낫게 해 주신 것이고 두 분이 노력하신 덕입니다."

"진정한 치료가 이루어진 느낌입니다."

두 사람은 미국으로 돌아가면서 거듭 고마워 했습니다. 치료란 어떻게 보면 영혼과 육체의 원래 모습을 찾아 가는 과정입니다. 그러기 위해서는 사람과 사람의 관계, 사람과 하나님의 관계, 사람과 자연과의 관계 등 관계의 회복이 선행되어야 합니다. 그렇게 해야만 전인격적인 치료가 되는 겁니다.

"하나님은 나를 사랑하십니다! 하나님은 나를 고쳐 주십니다! 나는 지금 참 행복합니다! 나는 건강하게 회복이 되었습니다!" 이러한 말과 믿음이 환자를 치료와 암 극복의 역사로 이끈다고 믿습니다.

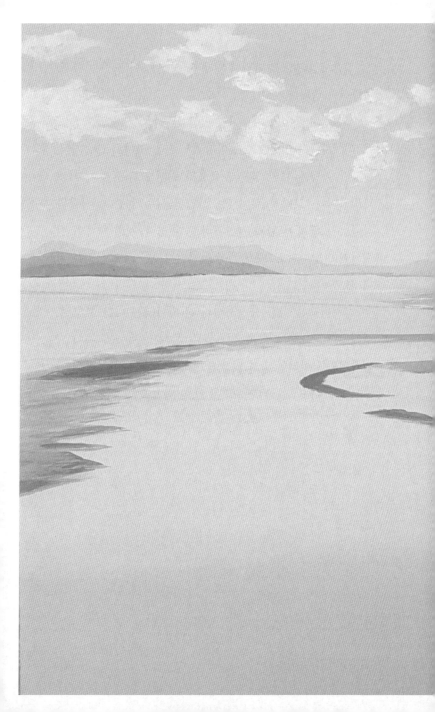

4

생은 결국 마음에 달렸다

마지막을 준비하는 마음

바다를 바라볼 수 있는 병상, 병실 창밖으로 푸른 하늘과 바다가 보이고 갈매기 날아가는 풍경……. 부산에 있는 한 대학병원은 전망이 가장 좋은 병원 중 하나입니다. 그러나 그곳에 있는 환자들 가운데 95%는 암 환자들입니다.

"이 병실에 있던 환자 어디 갔어요?"

"방을 바꿔 달라고 원무과에 신청해서 지금 방 바꾸는 중이에요."

2인용 병실은 텅 비어 있었습니다. 마주 보는 두 개의 침대에는 하얀 시트만 깔려 있었지요. 아무도 말해 주지 않아도 그 방에서 무슨 일이 일어났는지 짐작할 수 있었습니다. 그곳에 있던 환자는 옆방도 싫어서 가장 멀리 떨어져 있는 방으로 옮겨 버렸다고 했습니다.

따지고 보면 어느 침대든 마찬가지로, 한 사람이 요단강을 건너기 전 마지막까지 머물다 간 자리입니다. 그러나 그렇게 빈 곳은 모두가 보고 싶지 않아 하는 곳입니다. 그곳에서 일어난 일들이 기억을 비집고 나올까 봐 두려워합니다.

병실을 옮긴 환자의 심정을 저는 이해할 수 있습니다. 간혹 예민한 환자들은 옆 침대 환자가 세상을 떠나면 그때부터 '그다음은 내 차례'라고 여기며 남아 있는 시간을 헤아리기도 합니다. 방을 옮겨 달라고 요청하는 건 '나도 곧 죽을 것이다'라는 두려움을 애써 외면해 보고자 하는 마음에서입니다.

　　병원에서 임종을 맞거나, 옆에서 임종을 맞는 환자를 보는 것 모두 그리 좋지는 않습니다. 암 환자에게는 보다 특별한 보살핌 외에도 다른 환자로부터의 차단도 필요합니다. 다른 환자의 죽음을 보면서 필요 이상의 두려움을 키우기도 하기 때문입니다. 만약 아름다운 임종을 보게 되면 위안을 받을지도 모르지만, 반대로 힘든 임종을 보게 된다면 자신도 모르게 죽음 자체가 공포로 변할 수 있습니다.

　　사실 암 병동일수록 무겁고 칙칙한 분위기보다는 밝고 아늑한 분위기여야 합니다. 그러나 우리나라 어느 병원을 가 보아도 이런 분위기와는 다소 거리가 멉니다. 2인실의 경우는 그나마 사정이 양호하지만, 5~6인실의 경우는 상황이 매우 나쁩니다. 다인실에 빽빽이 놓인 침대는 쾌적함과는 거리가 멀 수밖에 없습니다.

　　입원해 있는 동안, 대부분의 환자는 상태가 위중한 환자 근처에는 가지 않습니다. 마치 눈에 보이지 않는 병풍을 두른 것처럼 그쪽으로는 눈길조차 주지 않아요. 하지만 누워 있는 환자는 이 모든 상황을 보지 않고도 오감으로 알게 됩니다.

"문 좀 닫으세요."

"열어 놓으면 시원해요."

"좀 닫으라니까요. 냄새나잖아요."

가끔 병실에서 이렇게 큰 소리로 실랑이가 벌어지기도 합니다. 목욕도 제대로 할 수 없는 말기 암 환자의 신체 조직에서는 괴사가 일어납니다. 이로 인하여 나는 체취를 못 견뎌 하며 스트레스를 받아서 생기는 일이지요. 병실에도 군번이 있는데, 오래된 고참 환자의 자리가 창가 옆입니다. 환자들은 병원에 갇혀 지내다 보니 아무래도 환기가 잘 되는 창가 자리를 선호하는데, 밖이라도 내다봐야 덜 갑갑할 정도로 병든 육신은 그들에게 감옥과 같습니다.

하지만 창문을 열어 놓으면 바람과 함께 창가에 자리한 환자의 체취까지 전달됩니다. 비리면서 퀴퀴한 암 환자 특유의 냄새가 나는 겁니다. 특히 잘 돌봐 주지 않아서 씻지도 못한 경우에는 뭐라고 표현할 수 없을 정도로 냄새가 고약합니다. 그 냄새가 싫어서 비용을 더 지불하기를 마다하지 않고 1인실로 방을 옮기는 사람도 가끔 있을 정도입니다.

환자들은 그런 병실에서 지내며 과연 어떤 생각을 할까

요? 저는 가끔 생각해 봅니다. 자신도 죽음 앞에 자유로울 수 없는 상황에서 누군가가 죽어가는 모습을 보는 것, 그것은 참으로 고통스러운 일입니다. 아직 덜 위중한 사람이라 하더라도 누군가 죽어가는 걸 목격한 방 안에서는 의지가 한번 꺾여버립니다. 죽어가는 이의 모습이 바로 한 달, 혹은 몇 주 후가 될지 모르지만, 자신의 미래라고 생각하기 때문입니다. 같은 병실을 쓰는 환자들은 누가 세상을 뜰 건지 대충 알아챕니다. 그토록 가고 싶던 창가 자리가 비더라도 그 자리에 가지 않지요. 흰 시트만 까칠하게 깔려 있을 뿐입니다.

믿음이 깊은 사람은 병원에서도 잘 견디지만, 그렇지 못한 사람은 공포와 두려움에 떨게 됩니다. 죽음에 대한 두려움에서 벗어나야 편안하게 임종을 맞을 수 있는데, 이렇게 열악한 환경에서는 편안함은커녕 임종에 대한 두려움만 가중시키게 됩니다.

지상에서의 마지막 풍경이 병원의 회색 벽이라는 사실이 인간을 얼마나 보잘것없게 만드는지 모릅니다. 병원의 환경은 환자들을 위해 좀 더 개선되어야 합니다. 가족사진, 성경책, 작은 화분, 아끼던 물건 같은 것들이라도 곁에 두어 병원이라는 낯선 공간에서 가족과 떨어져 있다는 걸 잠시라도 잊게 해 주는 작은 노력과 배려가 필요합니다.

요즘은 임종을 대부분 병원에서 치르지만, 가급적 임종

은 자신의 거처에서 치르는 게 좋다고 생각합니다. 집이 아니더라도 햇살이나 바람, 나무 같은 자연을 느끼며 남겨진 시간을 묵상할 수 있는 환경을 만들어 가야겠지요. 행복하게 이 지상에서 살았다는 기억, 떠나는 사람이나 보내는 사람 모두 이 기억이 있으므로 위안을 받을 수 있습니다.

만약 임종을 치러본 경험이 없는 보호자라면 미리 준비해 두는 게 좋습니다. 조언을 얻거나 호스피스 교육을 받거나 하는 방법으로 의연한 대처 능력을 길러 두는 게 좋습니다. 임종은 반드시 치러야 할 시험 같은 통과 의례가 아니라 자연스럽게 받아들여야 하는 삶의 한 모습입니다.

서로가 소중한 가족으로 함께 살아 왔기에, 이 땅에서의 마무리 또한 멋지고 아름다우면 좋겠습니다. 떠나는 사람의 평온하고 행복한 뒷모습은 남은 자에게 저 하늘에서 만날 것을 약속받는 작은 선물이 될 것입니다.

용서가 불러온 변화

만약 아내가 자궁암에 걸린다면 남편은 과거를 문책당하게 됩니다. 자궁암은 크게 질에서 자궁으로 이어지는 경부암과 자궁 안쪽의 자궁암으로 나뉘는데, 어떤 경우든 자궁암을 일으키는 원인은 헤르페스 바이러스나 인유두종 바이러스입니다. 바이러스로 전염되는 유일한 암이 바로 자궁암이지요.

이들 바이러스는 보통 성관계로 옮습니다. 바이러스 때문에 자궁경부에 암세포가 자라게 되면 자궁경부암, 더 깊숙이 자궁 안까지 바이러스가 침투하여 암세포가 자라면 자궁암이 됩니다. 어떤 경우든 자궁암의 경우에는 자궁을 적출할 확률이 높습니다. 일반적으로는 난소로 전이되는 것을 막기 위해 난소까지 다 적출하는 경우도 생길 수 있지요. 출산과 수유가 다 끝난 나이라 하더라도 대부분 여성은 자궁을 들어내는 것에 부담을 느끼고 눈물을 흘립니다. 목숨이 경각에 달려 적출했다고 해도, 여자로서의 허탈감까지 위로하기는 어렵습니다.

암 치료의 정석

자궁암의 원인이 되는 바이러스를 옮기는 사람은 대부분 남편입니다. 이 바이러스는 위생 상태가 좋지 않은 곳으로부터 옮습니다. 부부 둘 중 한 사람이 지나치게 다른 파트너와 관계를 많이 맺은 경우에도 생길 수 있지요. 우리나라는 아직까지 남편이 그 원인 제공자입니다. 이런 이유로, 자궁암에 걸린 환자의 경우 대부분 남편이 젊은 시절이나 아니면 현재까지도 속을 썩이는 경우가 많습니다.

몇 년 전에 기세등등한 할머니와 기가 팍 죽은 할아버지, 그리고 노여움에 찬 딸들이 모두 함께 진료실을 찾았습니다.

"당신이 내 속을 얼마나 썩였던지……. 당신 때문에 내가 이렇게 되었잖아요. 입이 있으면 말 좀 해 봐요."

할머니는 노기충천하여 마치 저에게 호소하듯 말했고, 옆에서 할아버지는 연신 "으험으험" 하고 헛기침만 했습니다. 할머니가 풀어놓은 사연을 들어 보니, 함께 사는 동안 할아버지가 속깨나 썩인 모양이었습니다. 뿐만 아니라, 젊은 시절에는 엄한 시어머니 밑에서 고생도 많이 했다고 합니다. 결국 할머니가 암에 걸려 병원에 오게 되었는데도 할아버지는 여전히 할머니의 속을 썩이는 중이었습니다. 그러다 보니 자식들도 모두 어머니 편을 들었지요.

"할아버지, 지금이라도 잘못을 용서받으시고 할머니에

게 잘하세요."

저는 할머니에게 잘하겠다는 할아버지의 약속을 받아 낸 다음 안아 주라고 했습니다. 할아버지는 별소리를 다한다 며 구시렁대고 거부했지만, 대세는 이미 할머니 쪽으로 기울 어져 있었습니다. 결국 자식들의 성화에 못 이겨, 할아버지 는 제 말대로 따랐습니다.

"여보. 그동안 나 때문에 고생이 많았소, 앞으로는 잘하 리다."

"할머니도 할아버지를 용서한다고 말씀해 주세요, 당신 인생 전체를 용서한다고요."

할아버지는 울면서 할머니를 안아 주었습니다. 할머니 역시 저를 따라 말하면서 울었고, 같이 온 자녀들도 함께 울 었습니다. 물론 이렇게 떠밀려 한 번 안아 주는 걸로 전부 용 서가 되는 건 아닙니다. 안아 줄 때 진심이 아니라 마지못 해 할 수도 있습니다. 그러나 한 번이 두 번, 두 번이 세 번이 되도록 자꾸 안아 주다 보면 언젠가는 서로 마음을 열게 됩 니다.

할머니는 그 후에도 몇 번이나 극단적으로 "당신 집안 에서 나 잡아먹었다!"라며 노여움을 참지 못했습니다. 결혼 생활 40년 동안 쌓인 응어리이다 보니 당연히 한 번에 풀릴 리가 없었습니다.

암 치료의 정석

"아버지가 그동안 고생시킨 걸 생각해서 마지막 가는 길은 편안하게 해 드리세요!"

자녀들은 할머니가 어떻게 대하더라도 할아버지가 다 받아 주어야 한다며 반은 부탁을 하고 반은 으름장을 놓곤 했습니다.

다행히 할아버지는 착한 남편이 되었습니다. 처음에는 자녀들에게 등 떠밀리듯 마지못해 했지만, 자신의 지난 삶을 돌아보며 참회했는지 마지막까지 할머니에게 잘했습니다. 진료실에서 나갈 때마다 할머니를 안아 주고 용기를 불어넣어 주었습니다.

할머니는 암 치료를 받는 동안 얼굴이 오히려 밝아졌습니다. 마음에 쌓인 응어리들을 풀기 시작해서입니다. 치료도 잘되었고, 말기 암의 고통도 거의 느끼지 않았습니다. 이 정도 고통이면 참을 만하다면서 잘 참아내곤 했습니다. 모두 방탕한 생활을 하던 할아버지가 반성한 덕분이라 할 수 있습니다.

다들 두어 달도 어렵겠다고 했지만, 할머니는 1년 가까이 더 살다 편안하게 돌아가셨습니다. 자녀분은 할머니가 소천하자 이렇게 연락했습니다.

"어머니께서는 하느님의 축복 속에 행복하게 떠나셨습니다."

반성과 용서가 행복한 임종이라는 축복을 내린 겁니다. 이런 임종을 맞을 수만 있다면 암으로 인한 지금까지의 고통과 대가에 대한 작은 위로가 될 것입니다.

암 치료의 정석

나를 위한 '용서'

인간의 본성은 과연 선할까요 아니면 악할까요? 가끔 저는 환자들을 보면서 묵상합니다. 저도 남자지만, 암 환자들을 돌보다 보면 남자들의 이기심에 질리는 경우가 있습니다. 바로 암에 걸린 아내를 버리는 비정한 남편들을 만났을 때입니다.

진료실을 찾는 환자 중, 남성 환자는 혼자 오는 경우가 거의 없습니다. 남편이 암에 걸리면 아내는 지극 정성으로 간병하고, 최후의 순간까지도 떠나지 않고 최선을 다하는 경우가 대부분입니다. 반면 아내가 암에 걸렸을 경우에는 그렇지 않을 때가 많습니다. 여성 환자는 혼자 오거나 친구와 올 때가 많습니다. 부부가 같이 오지 않으면 십중팔구 아내가 버림받은 경우입니다.

사람들은 흔히 떠나는 뒷모습이 아름다워야 한다고 합니다. 갈 때 가고, 올 때 오고, 기다릴 때 기다려야 하지요. 하지만 가지 않아야 할 때 가는 뒷모습은 매정하기 그지없습니다. 그 모습을 편하게 보내 줄 수 있는 사람도 없습니다.

한 사람이 때를 잘못 택해 떠난 후 남은 빈자리는 분노와 회한으로 채워집니다.

얼마 전에 아는 집사님의 따님이 들렀습니다. 이미 한 차례 수술하여 자궁과 난소를 다 들어낸 분이었습니다. 그럼에도 두 달 만에 재발하여 저에게 올 때 이미 폐와 간에 전이된 상태였습니다. 의사들도 손을 놓았고, 지상에서 살아갈 시간이 얼마 남지 않게 돼 버렸지요.

그 환자의 사정은 딱하기 그지없었습니다. 남편과 이혼하면서 아이를 남편에게 딸려 보내고 혼자 살고 있었는데, 이혼하기 전부터 이미 남편은 다른 여자에게 가 있었던 겁니다. 엎친 데 덮친 격으로 암까지 발견된 거지요.

"그 심정 충분히 이해합니다. 하지만 살려면 남편을 용서하세요. 남편보다 더 잘살면 되지 않겠습니까? 살기 위해서 뭘 못하겠습니까."

저는 안타까운 심정으로 그녀와 함께 기도를 드리곤 했습니다. 그녀는 남편을 용서한다며 말없이 뜨거운 눈물만 쏟다가 갔습니다.

암에 걸리는 것도 힘들고 서러운데, 그 때문에 버림받는 여자들이 많습니다. 아내가 암에 걸리면 대부분 남편은 부부관계를 꺼립니다. 암이 전염되는 것도, 더러운 것도 아닌데 말입니다. 특히 자궁암이나 유방암 등 여성이기에 걸릴

암 치료의 정석

수 있는 암에 걸리면 더욱 그 정도가 심합니다.

자궁암이나 유방암으로 자궁과 유방을 적출하는 경우, 육체적 충격뿐 아니라 정신적인 충격도 큽니다. 그런 아내를 두고 남편이 밖에서 다른 여자를 만나고 다녔다면, 게다가 자궁경부암이나 자궁암같이 남편 쪽에서 원인을 제공한 경우라면 환자에게 더 씻을 수 없는 분노를 심게 됩니다. 당연한 얘기겠지만, 환자가 분노하고 스트레스를 받는 상황에서는 건강 상태가 더욱 악화될 수밖에 없습니다. 이 경우 보호자는 환자를 두 번 죽인다는 비난을 면하기 어렵습니다.

"다 용서하십시오. 우선 건강하셔야 아이들을 볼 수 있겠지요."

하루하루 병세가 나빠지는 것을 보고, 저는 당신이 살기 위해 용서하라고 권유했습니다. 그러나 용서한다고 말하기는 했지만, 마음속으로는 응어리를 풀어내지 못한 모양이었습니다. 암이 진행되는 속도는 예상보다 훨씬 빨랐습니다.

암은 빨리 진행하는 암과 천천히 진행하는 암으로 나눌수 있습니다. 유방암이나 자궁암은 빠른 진행을 보이는 암이 아닙니다. 그런데도 수술 후 두 달 만에 폐와 간, 뼈에까지 전이가 이루어졌다는 건 환자의 면역력이 떨어져 있고 마음과 육신 또한 쇠약해졌다는 증거였습니다. 뼛속 깊이 자리한 절망과 분노가 그녀의 생을 파먹지 않기를 저는 늘 기도했습니다.

환자가 오래 버텨야만 의사가 해 줄 수 있는 것들이 많아집니다. 그러나 불행하게도 그녀에게는 의사로서 해 줄 수 있는 게 거의 없었습니다. 치료를 받으러 온 지 두 달 만에 딸이 세상을 떠났다는 집사님의 전화를 받았습니다.

암 환자만 수천수만 명을 만나다 보니 의사로서 직감이 생깁니다. 진료실로 들어오는 환자의 모습만 봐도 치료가 잘될 건지 안 될 건지 80%쯤은 예견할 수 있을 정도입니다. 부부가 다정하게 손을 잡고 들어서는 경우는 치료도 잘되고, 암이 완치되지 않더라도 오래 생존합니다. 그러나 혼자서 외롭고 지친 표정으로 들어오는 환자를 보면 제 가슴이 먼저 먹먹해져 버립니다. 그런 환자는 아니나 다를까, 얼마 버티지 못하곤 합니다.

문제는 용서입니다. 말로만 하는 용서가 아니라, 마음으로 용서하는 것에 있습니다. 예수님은 원수를 사랑하고 용서했습니다. 겹겹으로 불행을 겪는 여성들에게 있어 남편은 분명히 가슴에 칼을 꽂는 일 이상의 원수나 다름없을 수도 있습니다. 그러나 원수를 사랑해야 거듭날 수 있습니다. 용서라는 문을 열고 들어서면 완전히 새로운 세상이 보입니다. 투병에 있어서도 전혀 다른 결과가 나타나는 겁니다.

"용서는 바로 자기 자신을 위해서 하는 겁니다."

의사로서 저는 안타깝게 조언하곤 합니다. 그러나 용서란 말을 하면서도 가슴을 짓누르는 분노의 덩어리는 쉽게 놓지 못하는 모양입니다. 억울하고 분한 죽음이 되지 않기 위해서는 진정으로 용서할 수 있어야 합니다. 다른 누구도 아닌 바로 나 자신을 위해서 힘들지만 해보는 겁니다. 분명 달라진 몸과 마음을 느끼게 될 것입니다.

때론 눈물도 좋은 약이 된다

가끔 진료실이 울음바다가 될 때가 있습니다. 같이 기도를 하면서 저와 환자, 심지어 간호사까지 끌어안고 울어버리는 경우도 종종 있습니다. 저는 울음과 눈물이 인간의 마음을 정화하는 역할을 한다고 믿습니다. 면역력을 증가시키기 위해서 웃음 요법을 쓰기도 하지만, 용서하게 하고 마음을 풀기 위해서는 같이 기도하고 울게 해 주는 게 더 좋다고 생각합니다.

그래서 암 환자들에게 울음 치료를 최초 도입했습니다. 웃음이 파도면 울음은 해일과 같습니다. 웃음이 가랑비면 울음은 소낙비입니다. 울어야 할 때 울지 않으면 결국 다른 장기가 눈물을 흘리게 됩니다.

자궁암에 걸린 여성들을 보면 저는 가슴이 먼저 무너져 내립니다. 흔히들 여성암이라고 하는 자궁암과 유방암에 걸리면, 대부분의 남편은 부부관계를 피합니다. 저는 자궁암에 걸리더라도 고통스럽지 않다면 부부관계를 하라고 권하지요. 분비물이 많아지고 예전보다 몸에서 냄새가 좀 더 많이

암 치료의 정석

날 수 있지만, 그렇다고 해서 특별히 피할 이유는 없습니다. 특히 남편 쪽에 나쁠 이유는 더더욱 없습니다.

'하나님, 인간의 본성이 어쩌면 저럴 수 있을까요……'

간혹 환자를 돌려보내고 혼자 탄식하며 기도할 때가 있습니다. 부부지간이라면 아픈 아내에게 더욱 사랑을 다해야 마땅합니다. 그러나 많은 남편들이 암에 대한 두려움과 이기심에 눈이 멀어버리고 말지요.

이기적인 유전자보다 이타적인 유전자가 많기에 생명이 유지되고 사회가 유지됩니다. 이타적인 유전자가 없는 사람은 정신적인 암에 걸린 사람이라고 볼 수 있습니다. 이런 의미에서, 암에 걸린 아내보다 암에 걸리지 않은 남편이 더 치명적인 병을 앓고 있는 경우가 많습니다.

친구와 함께 진료실을 찾은 한 환자의 남편도 이 치명적인 병을 앓고 있었습니다. 그 환자의 경우 남편과는 별거 상태나 마찬가지였습니다. 자세한 내막은 말하지 않아서 모르지만, 까칠한 그녀의 표정을 보고 얼마나 심리적으로 힘든 상태인지 금세 알아챘습니다. 친구가 도와주기는 하지만, 고군분투하며 투병 생활을 하는 눈치였습니다. 저는 환자가 하루빨리 남편을 용서하고 건강을 찾을 수 있게 위로하고 같이 기도했습니다. 진료실을 찾은 지 며칠 만에 환자는 저간의 사정을 털어 놓고 펑펑 울다 갔지요.

"울고 싶을 때는 기도하고 실컷 우십시오."

누군가는 환자들을 실컷 울게 만들어 주고, 또 그 눈물을 받아 주어야 합니다. 시원하게 울었다 싶으면 한결 개운해집니다. 인간의 이기심에 다친 마음에는 눈물이 가장 좋은 약이기 때문입니다. 면역력을 높이는 몇 가지의 약과 함께, 그 환자는 기도하고 실컷 울라는 처방전을 하나 더 받아갔습니다.

환자를 볼 때 저는 차트 대신 눈을 먼저 봅니다. 그러면서 그 마음의 풍경을 읽습니다. 흔들리고 있구나, 두려워하는구나, 슬프구나, 고통을 품고 있구나, 분노를 품고 있구나…… . 터져 나오는 울음은 때로 촛불과 같아서, 뜨겁게 온몸을 녹임과 동시에 주변을 밝힙니다. 환자들은 실컷 울고 나면 진료실을 들어올 때와 달리 한결 시원한 가슴과 맑은 얼굴이 되어 나갑니다.

자존심이 강한 사람들, 실제는 약하지만 강한 척 보이려는 사람들은 어디 가서 누구를 잡고 하소연하거나 눈물을 흘릴 데가 없습니다. 이런 환자들일수록 체면 차리지 않고 실컷 울게 해 주어야 합니다. 종기처럼 곪은 감정의 응어리가 한번 터지고 나면 부드러운 마음이 들어갈 자리가 생깁니다. 그러면 나무를 봐도 감동하고, 하늘을 봐도 그 아름다움에 감동합니다.

"실컷 울 수 있게 어깨를 빌려주십시오."

제가 내리는 처방 중에서 효과가 가장 좋은 건 기도하는 것과 우는 것입니다. 간혹 마음이 평화로운 환자도 있지만, 기도와 눈물로 정화하고 나면 조금씩 다른 사람으로 거듭나게 됩니다. 보호자들에게 저는 환자 혼자 가슴을 치며 울게 두지 말고 울음을 받아 주라고 조언합니다.

사실 눈물을 가장 잘 받아 주는 분은 하나님입니다. 하나님에게는 설명할 필요가 없습니다. 그냥 푹 엎드려 울면 되지요. 암에 걸리는 것 자체가 죄는 아닐뿐더러, 보살핌을 받아야 하는데도 오히려 버림받는 모습을 접할 때마다 느낍니다. 암이란 병이 무서운 게 아니라, 인간의 이기심이 더 무섭다는 사실을요. 이러한 인간의 이기심에 상처를 받았을 때는 하나님을 찾는 게 가장 빠른 치유법입니다.

수많은 환자가 억울해 하며 자기 가슴을 치고 있을 겁니다. 그러나 억울한 나머지 분노를 키우게 되면, 결국은 그 분노가 마음의 평화를 삼키고 고통 속에서 죽어가게 합니다. 눈물 속에서 용서를 발견하고 하나님의 사랑을 받아들이는 것, 그리고 그 사랑에 감사하는 것, 그것이 바로 사람을 살게 하는 지름길입니다.

환자의 마음이 다치지 않도록

간병을 잘하기 위해서는 말기 암 환자에 대한 이해가 필요합니다. 환자는 투병 기간이 길어질수록 자책감도 커지기 때문입니다. '내가 가족들의 짐이 되는구나. 어서 죽어야지……'라는 괴로운 마음을 늘 안고 있게 됩니다. 스스로 가족의 짐이라 생각하는 환자들은 모든 고통을 혼자서 속으로 삭입니다. 육체로 오는 암의 고통과 정신적인 고통의 이중고를 겪게 되는 겁니다.

반대의 경우도 있습니다. 투병 기간이 길어지면 길어질수록 환자의 눈치는 빨해집니다. 눈이 안 보이면 귀와 촉각이 예민해지듯, 몸이 불편하면 오감이 예민해집니다. 아프기 전에는 아무렇지 않게 생각하던 것들도 예민하게 받아들이게 되는 겁니다. 그러다 보니 노여움을 타거나 서운하게 생각하는 게 많아질 수밖에 없겠지요. 한마디로 다소 까다로운 성격으로 변하는 겁니다. 점점 까칠하고 뾰족하게 신경을 곤두세우다 보니 조그만 일에도 서운함을 느끼게 됩니다. 그로인해 가족에게 폭언을 퍼붓거나 신경질을 부리는 경우도 허

다하지요.

두 가지 경우 모두 나쁜 경우로, 외로움에 떨기는 마찬가지입니다. 이럴 때는 암보다 외로움이 만든 마음의 병을 먼저 치료해야 합니다.

죽음 앞에 서서 외롭지 않은 사람은 이 세상에 없습니다. 그러나 하나님을 믿는다면 외롭지 않습니다. 신앙을 가진 사람은 신앙을 가지지 않은 사람에 비해 죽음에 대해서 좀 더 담대하고 병과 대면할 때도 외로움을 덜 타는 편입니다. 하나님이란 든든한 백이 언제나 함께하고, 언젠가는 하나님의 품으로 돌아가며, 하나님의 역사 안에서 모든 게 이루어진다고 믿기 때문입니다.

이렇게 환자 스스로 죽음에 대한 스트레스를 극복하면 좋지만, 그렇지 못하면 문제가 됩니다. 환자는 병원 생활을 할수록 예민해지고, 보호자들은 그에 비례해서 지쳐 갑니다. 환자들이 보호자의 일거수일투족을 예민하게 바라보는 반면, 보호자는 '간병 잘해야지' 하는 처음 생각을 점점 잊고 무신경해져 갑니다.

보호자들은 지친 나머지 '원래 예민한 사람이니까' '보통 사람보다 까다로우니까'라는 이유로 점점 환자를 무시하게 됩니다. 아무렇지도 않게 환자에게 비수가 될 수 있는 말을 하기도 하고, 귀찮아하거나 윽박지르기도 합니다. 환자는 그럴수록 의기소침해질 수밖에 없지요.

스스로 보행이 불편한 환자일수록 더욱 의기소침해집니다. 자신을 짐스럽게 생각할까 봐 고통을 참거나, 심지어 상대를 편하게 하려고 거짓말을 하기도 하지요. 욕창으로 등이 썩어가더라도 자세를 바꿔 달라고 말하지 않고, 바깥바람을 쐬고 싶어도 먼저 창문을 열어 달라거나 나가자고 요구하지 않게 됩니다. 환자의 말수가 줄어들고 요구가 없어지는 건 결코 보호자나 환자 모두에게 좋을 게 없습니다. 환자는 좀 뻔뻔스러울 만큼 자신의 의사를 드러내고 요구하는 게 좋습니다.

한번 기가 꺾인 환자들은 음지 식물처럼 조용히 순응합니다. 그들은 자신이 어떻게 해야 보호자와 의사를 기쁘게 할 수 있는지 훤히 꿰고 있습니다. 싫으면서도 좋은 척, 아프면서도 아프지 않은 척, 목이 말라도 안 마른 척, 치료가 잘 안 되는데도 잘 되는 척합니다. 의사와 보호자가 기뻐할 만한 일이란 치료가 잘되고 있다는 것뿐이라서 그렇습니다. 한마디로, 사랑받고 싶어 거짓말을 하는 겁니다.

일반인들은 환자들의 이런 심리와 그들이 겪는 심리적 위축을 이해하지 못하는 경우가 많습니다. 예전엔 할 말을 다 하고 호령하며 살던 사람도 병실에 들어서는 순간 소심한 종이호랑이가 됩니다. 보호자들이 이런 사실을 모르고 아프기 전과 똑같이 대하면 안 됩니다.

환자들이 가장 원하는 건 관심과 사랑을 받는 일이고, 가장 두려워하는 건 소외되거나 가족의 짐이 되는 겁니다. 인간이 가장 두려워하는 일은 "네가 싫어!"라며 자기와 함께하지 않으려는 상대방에게서 받는 소외감입니다. 이런 소외감도 건강한 일반인이 느끼는 것과 하루 종일 병실에서 보호자만 바라보는 환자가 느끼는 강도가 다를 수밖에 없습니다.

병원에 있다 보면 안타까운 경우를 많이 보게 됩니다. 환자가 원하는 게 어떤 건지 알면서 일부러 보란 듯이 더 들어주지 않는 보호자도 있습니다. 시쳇말로 환자를 '잡는다'고 할 정도로 증오를 드러내고 일부러 더 무시하기도 합니다. 심한 경우 어떻게 저렇게 할 수 있을까 싶을 정도로 환자를 몰아붙이기도 합니다.

그러나 의사들은 환자를 잡는 보호자를 보더라도 대부분 지적하지 않습니다. 그 이유는 말하지 않아도 알 겁니다. 의사들은 보호자와 부딪치고 싶어 하지 않습니다. 의사가 보호자의 잘못을 지적하는 경우만이 아니라, 환자의 보호자나 가족이 간병하는 사람의 태도를 지적할 때도 잡음이 많아진다. 예컨대 시어머니를 간병하는 며느리의 태도를 시누이나 남편이 지적하는 경우, 그 피해는 고스란히 환자에게 넘어갑니다. 그렇기에 지적하고 싶어도 지적하지 못하는 겁니다.

누군가는 환자를 돌보는 보호자를 위한 훈련을 시켜야 합니다. 환자의 투병에 가장 많은 영향을 끼치는 사람은 의사가 아니라 보호자입니다. 현재 우리나라의 의료 환경으로서는 보호자를 훈련시킬 수 있는 사람이 의사밖에 없습니다. 환자 보호를 위해서 골치 아프다고 눈 감고 지나갈 문제가 아닌 겁니다.

누가 고양이 목에 방울을 달 것인가? 방울을 다는 가장 좋은 방법은 첫째, 보호자가 스스로 간병 훈련을 받는 겁니다. 두 번째는 의사가 모자란 부분을 지적해 주는 방법이지요. 환자는 병 때문에 인내하는 사람이지만, 동시에 가장 존중받고 사랑받아야 하는 소중한 생명입니다.

암 치료의 정석

"내 생은 의미 있습니다"

"암은 역설적으로 삶의 가장 큰 축복일 수도 있습니다."

환자들에게 이렇게 말하면 두 가지 반응으로 나뉩니다. 빙그레 웃는 사람이 있고, 흰자위가 보이도록 눈을 치켜뜨는 사람도 있습니다. 전자는 오랫동안 저에게 치료받은 사람이고, 후자는 새로 온 사람입니다.

암에 걸리고 나면 일상의 사소한 기쁨들이 얼마나 소중한 것인지 깨닫게 됩니다. 가족들과 밥 먹는 것, 아이들의 머리를 빗겨 주거나 목욕을 시켜 주는 것, 부부가 반려동물과 함께 산책 가는 것, 가족들과 드라이브를 가는 것, 머리를 감는 것, 양치를 하는 것, 먹고 자고 마시고 누는 등 사소한 행동 하나하나가 가지는 의미는 암에 걸리기 전과 후가 전혀 다릅니다.

사람은 좌절 속에서 희망을 발견하기도 합니다. 암에 걸리더라도 "나는 해낼 수 있다!" "나는 극복할 수 있다!"라고 자신감을 가지고 생을 대하면 모든 것이 다 아름다워 보입니다. 심지어 죽음조차 아름다워 보입니다. 죽음은 현재의 고통을 끊고 요단강 너머에 있는 하늘나라로 가는 관문이기 때문입니다.

이런 이유로, 고통 중에서 발견하는 기쁨이야말로 진정한 기쁨이라 할 수 있습니다. 항상 기쁨만 있다면 기쁨을 당연하게 여기게 됩니다. 고통이 함께함으로써 기쁨을 발견하게 되는 겁니다. 암에 걸렸으면서도 편안히 웃을 수 있는 사람, 남을 위해 봉사하는 사람이 바로 그 기쁨의 진정한 의미를 아는 사람입니다.

많은 사람이 암 환자에게 신앙을 가지라고 권하지요. 거기에도 다 그럴 만한 이유가 있습니다. 신앙을 가지면 일상생활에 의미를 부여하게 되고, 그리하여 진정한 기쁨을 맛볼 수 있게 되는 겁니다. 종교가 주는 기쁨과 위안은 인간 세상의 그 어떤 것보다 강합니다. 종교는 고통을 이겨 내는 강력한 마취제이기도 합니다. 믿음의 힘이란 그만큼 강한 겁니다. 그러나 믿음을 갖지 못한 사람은 전혀 짐작도 하지 못합니다.

몇 년 전 저는 이별을 준비하는 한 젊은 엄마에게서 크나큰 감동을 받았습니다. 그녀는 자궁암 수술을 받은 환자로, 엄밀히 말하면 제 환자는 아니었습니다. 그녀는 제가 병실에서 기도하는 걸 보고 감동받아 하나님을 믿게 되었습니다. 퇴원해서 다시 가정으로 돌아간 뒤에도 건강히 잘 지낸

암 치료의 정석

다는 소식이 간간이 들려오곤 했지요.

그러던 그녀가 2년 반 만에 저를 찾아왔습니다. 이미 병원에 왔을 때는 4기 진단을 받은 후였고, 폐와 간까지 전이되어 있었습니다. 그녀가 무척 힘들어하리라 생각하며 몹시 걱정했습니다. 처음 암에 걸린 것보다 재발했을 때 그 고통이 몇 배는 더 심합니다. 암 치료가 얼마나 고통스러운지 아는 데다가, 보통 재발은 곧 죽음이라고 여기기 때문입니다.

"저는 불행하지 않아요. 하나님을 알아서 큰 기쁨을 발견했습니다. 그것만으로도 내 생은 의미가 있어요."

그녀는 병동 내에서도 훌륭한 전도사였습니다. 언제나 단정하게 앉아서 성경책을 읽거나 찬송가를 부르고, 또 시간이 나면 다른 환자들을 전도하러 다녔지요. 환자들은 그녀가 고통을 느끼지 않은 채 항상 미소 짓고, 인사하고, 대화하고, 칭찬하는 태도에 감동받곤 했습니다. 환자들은 그녀처럼 기꺼이 하나님 말씀을 받아들였습니다.

"아이들과 가족들은 하나님이 인도해 주시겠지요."

그녀의 임종은 아름다웠습니다. 고통을 전혀 느끼지 않은 채 찬송가와 기도 소리 속에서 미소를 띤 채 요단강을 건넜습니다. 가족, 특히 아이들과의 이별을 못 견뎌 하는 다른 엄마들과 달리 그녀는 하나님을 믿음으로써 인간적인 아픔을 극복했습니다. 인생의 가장 큰 축복은 고통 중에 발견하는 기쁨이란 사실을 저는 그녀를 통해 다시금 깨닫게 되었습니다.

암 치료의 정석

암 환자를 살리는 배려의 한마디

　　과일이 썩어가면서 마지막으로 달콤한 향기를 풍기듯, 암에 걸린 암 환자에게선 특유의 냄새가 납니다. 묘사하기 어렵지만, 굳이 표현하자면 약간 비릿하면서 퀴퀴한 냄새라고 할 수 있을 것 같습니다. 이런 냄새가 나는 이유는 장기가 암세포에 침범당해 상하기 때문입니다. 퀴퀴한 냄새는 바로 상처의 냄새인 셈입니다.

　　또 다른 이유 하나를 덧붙이자면, 암 환자의 경우 분비물의 메커니즘 자체가 다를 수 있습니다. 따라서 건강한 사람에게서 나는 분비물의 냄새와는 또 다른 냄새가 나게 되는 겁니다. 냄새의 원인이야 어찌 되었든 건강할 때의 체취와는 차이가 있습니다.

　　의사는 환자의 냄새를 통해 병의 심각도를 추정하기도 합니다. 냄새가 심해지면 병도 위중해진 겁니다. 수술을 위해 개복했을 때도 육안으로 확인하기 전에 냄새를 통해 먼저 감을 잡습니다. 병기나 암의 확장 부위를 보면 병의 심각도를 추정할 수 있는데, 냄새 역시 추정하는 데 한몫합니다. 그 외,

특별히 냄새가 많이 나는 암도 있습니다. 식도암이나 구강암, 위암의 경우에는 냄새가 좀 더 심할 수밖에 없습니다.

다행인 건 환자들이 평소에 그 냄새에 민감하지 않다는 사실입니다. 원래 사람의 후각이 그다지 발달하지 않기도 했고, 특히 자신의 냄새는 잘 모르게 마련입니다. 더욱 다행인 건 옆에서 간병하는 사람도 익숙해지다 보면 그 냄새를 잘 느끼지 못한다는 겁니다. 그런데 문제는 인사차 병문안을 왔다가 가는 사람들입니다.

"이게 무슨 퀴퀴한 냄새야. 집에서 무슨 이상한 냄새가 나네……. 이 냄새를 못 느낀단 말이야?"

이렇게 수선을 떨면 환자는 서운함을 넘어 공포감과 좌절감을 느끼게 됩니다. '내 몸이 암으로 썩어 가는구나' '내 몸에서 냄새가 날 정도면 이제 죽을 때가 되었나 보다' 평소에 깔끔하던 사람이라면 좌절감이 더욱 큽니다. 간혹 이러한 신체적 박탈감이나 공포감, 좌절감 때문에 '이렇게 조금 더 산들 무슨 의미가 있을까? 더 추해지기 전에 죽자' 이런 생각에 빠져 자살을 택하는 환자까지 있습니다.

조그만 배려가 환자를 천국과 지옥 사이를 넘나들게 합니다. "이게 무슨 냄새야? 무슨 냄새 안 나요?"라며 호들갑스럽게 말하는 사람과, "공기가 나쁘니 환기를 좀 시키면 좋겠네!"라고 말하는 사람. 이것이 배려 깊은 사람과 부주의한

암 치료의 정석

사람의 차이입니다.

예전에 화제의 드라마였던 〈장밋빛 인생〉에는 많은 사람에게 감동을 안겨 준 명장면이 있습니다. 위암에 걸린 여주인공은 역한 냄새가 난다며 잇몸이 상할 정도로 연거푸 양치질을 해 댑니다. 이런 행동을 안타깝게 보던 남편은 또다시 양치질하기 위해 화장실로 들어가는 아내를 돌려세워 진하게 키스합니다. 그러면서 능청스럽게 덧붙이지요. "냄새는 무슨 냄새. 달콤하기만 한데…!"

암 환자의 냄새는 암 환자 스스로 삶과 죽음이라는 경계를 떠올리게 합니다. 그러나 산 자에게는 인간에 대한 배려를 할 줄 아는 사람과, 반대로 경박하고 가벼운 사람을 가르는 잣대가 되기도 합니다. 작은 행동이나 무심결에 툭 던지는 말이 암 환자에게는 치명적인 상처가 될 수 있다는 사실을 잊지 않아야겠습니다.

암 환자는 자신도 주체할 수 없는 예민함을 버티고 있을지 모릅니다. 당신의 작은 배려가 환자를 살려 냅니다. 환자를 살피고 배려하다 보면 살아 있음이 서로에게 감사와 은혜로 다가올 것입니다.

통증 앞에 미련스러운 곰이 되지 말자

통증은 누구에게나 고통스럽습니다. 그러나 통증에 대해 공포를 느끼거나, 통증을 느끼면서도 억지로 참는 건 좋지 않습니다. 의학적으로 암으로 인한 통증이란, 암세포로 인해 주변 조직이 파괴되거나 압박을 느끼는 과정에서 나타나는 직접적인 통증과 그에 연관되어 공포를 느끼는 것 모두를 지칭합니다.

암 환자들은 암을 진단받을 때 25~50%가 통증을 경험한 상태입니다. 이미 아파서 병원에 온 것이기 때문이지요. 75% 정도는 병이 진행되면서 통증을 경험한다고 알려져 있습니다. 물론 통증을 경험하지 않는 사람도 있고, 통증을 겪더라도 참을 만하다고 느끼는 사람도 있습니다. 통증을 느끼는 강도는 사람마다 다를 수 있습니다.

통증의 원인도 다양합니다. 대부분은 암 자체에서 오지만, 치료받는 과정에서 생기기도 합니다. 수술, 항암 치료, 방사선 치료를 받음으로써 생기는 고통을 일컫습니다. 방사선 치료를 받으면 주변 조직에서 섬유화(장기 일부가 굳는 현상)가 일어나 단단해지기 때문에 쪼이는 듯한 압박을 느끼게 됩니다.

만약 통증을 느낀다면 적극적으로 관리해야 합니다. 통증 관리를 해야 하는 이유는, 통증이 그 자체만으로 참을 수 없는 괴로움을 안기기 때문입니다. 통증 때문에 잠을 못 자거나 식사를 하지 못하는 건 물론, 생각이나 대화, 거동을 제대로 하지 못해 생활 자체를 침범당할 수도 있습니다. 또한, 밤새 아파서 잠을 못 잘 정도면 어떤 약을 써도 치료 효과가 떨어집니다. 먼저 통증을 다스려 삶의 질을 높이고 인간다운 생활을 할 수 있도록 하도록 하는 게 순서라고 봅니다.

과연 통증은 다스려지는 것일까요? 그렇다면 어떻게 다스려야 할까요? 통증은 육체적으로만 다스릴 게 아니라, 정신적인 통증도 같이 다스려야 한다고 생각합니다. 암 환자에게는 내부 장기나 신체적 고통, 신체 기능에 장애가 오거나 신경병증 자극으로 인한 육체적 통증만이 전부는 아닙니다.

암 환자들은 육체적 고통 못지않게 정신적 고통도 겪고 있습니다. 돈이 없어서 불안하고, 직업이 상실되어 허탈하고, 죽음에 대해서 공포를 느끼고, 가족들에게 짐이 되는 것 같아서 우울해 합니다. 이러한 정신적인 고통까지 다스려야 그들에게도 인격적인 삶이 주어지는 겁니다.

많은 환자가 통증이 있어도 진통제 먹는 걸 두려워합니

다. 육체적으로 극심한 통증을 느낀다면 진통제를 먹는 게 정상입니다. 통증 자체만으로도 극도로 삶의 질이 떨어지기 때문에, 이는 적극적으로 다스려야 하는 게 맞습니다. 그럼에도 불구하고 선뜻 진통제를 쓰지 않으려는 이유는 몇 가지 잘못된 선입견이 자리 잡아서입니다.

통증을 호소하면 의사가 원인이 되는 암 치료에 전념하지 않고 통증 치료에 관심을 돌리지 않을까 하는 걱정, 통증이 질병 악화를 의미하는 것이라는 두려움, 마약성 진통제를 사용하게 되면 중독되지 않을까 하는 우려, 처음부터 진통제를 사용하면 내성이 생겨 나중에 정말 아플 때 진통제가 듣지 않을 것이라는 막연한 추측, 진통제는 중독된다는 잘못된 상식……. 이런 이유 때문에 암 환자들은 통증 치료를 주저합니다.

결론부터 말하자면, 통증 앞에 미련스러운 곰이 되면 안 됩니다. 통증은 참을 만하면 참는 게 좋겠지만, 참지 못할 정도가 되면 오히려 적극적으로 다스려야 치료에 도움이 됩니다. 통증으로 잠을 못 자거나 식사를 못 하면 삶의 질과 면역력이 떨어져서 몸은 더욱 쇠약해집니다. 암을 이겨 낼 힘이 없어지는 겁니다.

질병이 있다면 통증이 생기는 건 당연합니다. 만약 정말로 아파서 진통제를 쓴다면 절대로 중독되지 않습니다. 이에 반해 중독은 일종의 '의존'입니다. 통증이 없거나 심하지 않은데도 아플 걸 미리 대비해서, 즉 통증에 대한 두려움을 없애기 위해서 사용하면 중독이 될 수도 있습니다. 이 차이를 의사들은 쉽게 간과합니다.

의사는 환자가 통증을 느낀다고 말하면 육체적으로 극심한 통증을 겪는 줄 알고 바로 진통제를 처방합니다. 그러나 진통제를 처방하기 전에 먼저 환자와 충분히 대화해서 그 고통을 이해해야 합니다. 물론 환자도 아플 때 어떻게 아픈지, 왜 아픈지에 대해 의사에게 솔직히 말을 해야 합니다.

일반적으로 의사가 진통제 처방을 내릴 때는 WHO의 '3단계 진통제 사다리'를 기준으로 처방합니다. 경미한 통증일 때는 비마약성 진통제와 진통 보조제, 중등도의 통증에는 약한 마약성 진통제나 비마약성 진통제, 진통 보조제 중에서 선택하지요. 심한 통증일 경우에는 강한 마약성 진통제나 비마약성 진통제, 진통 보조제 등을 처방합니다. 진통 보조제는 진통 효과를 강화시키는 한편, 마약성 진통제의 용량을 줄이는 역할을 합니다.

진통제를 투여하면 의사들은 일정 시간 지켜보며 그 효과를 확인하는 절차를 거칩니다. 용량이 적정한지, 진통제가 제대로 듣는지 등을 나름대로 판단하는 겁니다. 따라서 환자가 진통제 처방에 대해서 너무 걱정할 필요는 없습니다. 정

불안하다면 보호자가 어떤 진통제를 투여하는지 의사에게 물어보는 게 좋습니다.

모든 약에는 부작용이 있을 수 있습니다. 진통제 역시 부작용에서 자유로울 수 없습니다. 그렇다고 부작용이 무서워 안 먹을 수도 없는 노릇입니다. 이 문제를 해결하는 원칙은 첫째, 견딜 만한 데까지는 통증을 참고, 둘째, 견디지 못할 정도면 진통제를 먹고, 셋째, 통증 자체를 덜 느끼려고 노력해야 한다는 겁니다. 통증이 덜하면 진통제 사용량도 현저히 줄어들게 됩니다.

현재의 병원 시스템에서는 진통제가 과도하게 사용되는 면이 없지 않습니다. 그러나 환자의 진통제 사용은 분명히 줄일 수 있습니다. 다만, 진통제 사용을 줄이려면 의사나 보호자의 노력이 필요합니다. 환자는 통증 자체 때문에 진통제를 찾기도 하지만, 많은 경우에서 통증이 올 것을 대비해 미리 받으려는 마음이 강합니다. 통증에 대한 이런 두려움은 심리 치료 등을 통해 극복해야 합니다.

분명한 건 의사나 보호자가 먼저 나서서 환자가 불안하지 않도록 위로하면 진통제의 사용을 줄일 수 있다는 부분입니다. 또한 환자도 마음을 담대하게 먹으면 고통을 덜 느끼게 됩니다. 겁이 많은 사람이 두려움을 훨씬 크게 느끼고, 통증도 더 크게 느끼기 때문입니다. 반대로 담대한 사람은 통증도 덜 느끼곤 합니다.

　　반드시 알아야 할 점은, 진통제는 육신의 고통을 잊게 하지만 정신적 고통까지 치유하지는 않는다는 사실입니다. 반대로 정신과 영혼이 고통을 모르면 육신의 고통은 훨씬 덜합니다. 암으로 인한 고통조차 어느 정도는 환자와 보호자가 조절할 수 있다는 뜻입니다. 고통은 마음먹기에 따라 달라질 수 있습니다.

약한 마음으로부터 오는 고통

암 투병을 하는 사람들, 특히 성공적으로 하는 사람들은 다른 암 환자에게 신앙을 가지길 권하곤 합니다. 믿음은 보통 신념보다 강한데, 종교는 신념 이상의 영역이라고 볼 수 있습니다. 이 세상을 창조한 보이지 않는 큰 손이 나를 치료해 준다고 믿으면 두려움이 없어집니다. 또한, 나를 만든 창조주만큼 나를 잘 아는 이도 없겠지요. 그런데 바로 그분이 치료해 준다고 생각하면 든든한 백그라운드가 생기는 셈입니다.

환자들에게는 살아 있는 것도 두려움이고, 다가오는 죽음도 두려움입니다. 내일도 오늘과 같은 고통을 겪거나 더 고통스러울지 모른다고 생각하면 눈 뜨는 것이 두려워집니다. 그러면서도 '당장 오늘 밤은 넘길 수 있을까' 하는 두려움이 엄습하기도 합니다. 환자들은 한발 한발 다가오는 죽음 앞에 외롭게 혼자 서 있습니다. 죽음은 곧 고통이란 생각에서 벗어나기란 결코 쉬운 일이 아닙니다.

"202호실 환자 진통제 좀 놔 주세요."

보호자들은 저녁때만 되면 간호사실을 들락거리느라 바빠집니다. 환자는 보호자를 조르고, 보호자는 간호사를 조르지요. 진통제를 미리 맞아야 아프지 않을 것 같고, 그래야 혼자 맞는 밤이 두렵지 않을 것 같은 겁니다.

"선생님 밤만 되면 더 아파요. 잠도 못 자고 아파서 죽는 줄 알았어요."

회진을 돌다 보면 환자들은 낮보다 밤에 더 아프다고 호소하곤 합니다. 원래 밤이 되면 상대적으로 저기압이 형성되어서 더욱 아파지는 법입니다. 마음이 아픈 사람도 밤에 더 눈물이 나고 외로운 사람도 밤에 더 외로운 것처럼, 밤에는 모든 관심이 자기 자신에게 쏠립니다. 적막하고 캄캄한 곳에 있으면 자기 자신 말고는 들여다볼 것이 없습니다.

밤이 되면 더 아프다는 환자 중 열에 아홉은 공포를 느낍니다. '오늘 밤에는 잠을 잘 잘 수 있을까?' '내일 아침에 내가 살아 있을까?' '오늘도 밤에 못 잘 텐데……. 이렇게 아프면 죽는다던데…….' 이런 생각을 하는 환자들에게는 진통제보다 마음을 진정시키는 일이 더 필요합니다.

진통제는 아플 때 맞으면 절대 의존성이 생기지 않지만, 아플 것 같다며 미리 맞는 버릇을 들이면 점점 더 진통제에 의존하게 됩니다. 진통제 중독이 되는 겁니다. 그렇기 때문에 진통제는 분명 신중하게 사용해야 합니다.

일반적으로 의사들은 환자가 진통제를 요구하면 거의 허락합니다. 의사가 환자의 말을 액면 그대로 받아들이는 탓도 있지만, 그만큼 환자의 마음을 세심하게 읽지 못하기 때문이기도 하지요. 이럴 때는 환자와 상의를 해서 처방을 내려야 합니다. 진짜로 고통 때문이라면 진통제 처방을 하는 게 맞지만, 만약 아플 것이 두려워 진통제를 달라는 것이면 진통제 대신 두려움을 이겨 낼 수 있게 용기를 주어야 합니다.

　　"고통을 느낀다는 건 거꾸로 말하면 내가 살아 있다는 증거입니다. 고통스러울 때마다 '나는 살아 있다'고 생각해 보세요."

　　환자들에게 저는 견딜 만한 고통이면 받아들이라고 말합니다. 마음으로 받아들이면 더 이상 두렵지 않습니다. 또 받아들이면 잘 알게 되고, 잘 알면 막연한 두려움을 느끼지 않습니다.

　　"어젯밤에 잘 주무셨어요?"

　　"네. 진통제 안 맞고도 잘 잤습니다. 견딜 만하던데요."

　　어떤 환자들은 진통제를 맞지 않고 밤을 보냈다는 데 자부심을 느끼기도 합니다. 투병을 잘 해내고 있다고 생각하는 것이지요. 한 번 공포를 이겨 낸 환자는 용기를 얻어 투병도 잘 해냅니다. 어떤 환자는 4기 선고를 받고도 아무런 아픔을 못 느낀 채 몇 년째 건강하게 잘 살고 있을 정도입니다.

환자에게 밤에 필요한 건 사실 진통제가 아니라 의사가 환자를 한 번 더 챙겨주는 마음과 관심입니다. 손을 잡아 주고, 격려의 말을 해서 삶의 의미를 환자 스스로 느낄 수 있게 해 주는 것! 사랑받고 있으면 두려움도 덜 느끼고, 두려움을 덜 느끼면 아픔도 덜 느끼게 됩니다.

"전 안 아플 때도 엄살이 심했어요. 암에 걸렸다는 게 무서워요." 이렇게 말하는 환자들은 더욱 사랑을 주어야 하는 사람들입니다. 인간이 고통을 느낀다는 건 누군가의 위로의 격려가 필요하다는 말이나 다름없습니다.

동물은 죽을 때 본능적으로 혼자서 숨어서 죽습니다. 하지만 인간은 그와 반대로 기댈 곳을 찾게 됩니다. 그곳은 바로 따뜻한 가정이요, 함께 행복하고픈 가족입니다. 그리고 더 넉넉하고 포근한 큰 품입니다.

이별을 준비하는 자세

우리나라는 '죽음'이 금기시됩니다. 죽음과 관계된 모든 것이 금기에 속하지요. 임신하거나 결혼 같은 대사大事를 앞두고는 상갓집에도 가지 않습니다. 죽음은 무서운 것, 좋지 않은 것이란 인식이 강하기 때문입니다. 생과 사가 공존하는 의료 현장의 의사조차 죽음은 불편하기 그지없습니다.

그러나 사람이라면 누구에게나 죽음을 맞이하는 순간이 옵니다. 죽음을 탐닉하는 건 문제가 있겠지만, 죽음을 삶의 한 과정으로 보고 사랑해야 하는 건 분명합니다. 어쩌면 삶이란 죽음이 빌려준 시간일지도 모르기 때문입니다. 단선적으로 삶의 종말이 죽음이라고 생각하면 두려울 수밖에 없습니다. 그러나 죽음 이후를 생각하면, 죽음은 다른 세계로 가는 하나의 좁은 문일 뿐입니다. 축복 속에서 태어나듯 축복 속에서 가는 삶도 아름답습니다.

물론 모든 사람이 죽음을 두려워하는 건 아닙니다. 죽음을 의연히 받아들이는 환자들도 많이 보았습니다. 죽음이 두려운 건, 역설적으로 잘살지 못하고 잘 준비하지 못했기 때문입니다. 한국인의 정서상 죽음에 대해 피하고 외면하려 하지 이해하려고 하지는 않아서이기도 합니다.

이런 이유로 전혀 준비되지 않은 상태로 죽음을 맞거나 제대로 된 임종을 맞지 못하는 경우가 많아 안타깝습니다. 투병하다 보면 어느 순간 죽음을 인정해야 하는 시점이 옵니다. 그 시점이 오기 전, 죽음을 잘 준비해 두는 게 바람직합니다. 죽음을 잘 맞으려면 삶에 대해서 일정 부분 욕심을 버려야 합니다.

그러나 일반적으로 행해지는 의료 행위는 죽음을 무시하고 있습니다. 죽음을 생각하지 않고 치료 행위 자체에만 몰두해 있는 경향이 있지요. 무리하게 수술을 시도하거나 약물 치료의 부작용으로 오히려 죽음을 앞당기기도 합니다.

환자와 가족 역시 죽음을 인정하지 않기는 마찬가지입니다. 삶에 집착한다고 살아나는 게 아닌데도 환자와 보호자는 때때로 기적을 기대하곤 합니다. 현대 의학의 발달과 신약 개발에 내심 기대를 걸고, 암 투병을 성공적으로 이끈 사람의 이야기에 귀를 기울인 결과입니다. 이들은 마지막 순간까지 죽음을 부정하려 합니다.

생과 사에 초연할 것 같은 의사들도 죽어가는 환자를 보면 불편함과 함께 심한 스트레스를 느낍니다. 그 때문에 보호자들이나 환자들은 죽음이 가까워 오면 의사가 환자를 피하려 한다는 느낌을 받을 수도 있게 됩니다.

의사들이 죽음을 피하려는 데는 몇 가지 이유가 있습니다. 첫째, 치료해서 생명을 살리고 삶을 유지시키는 게 의사의 책임이라는 인식이 강하기 때문입니다. 그런 까닭에 죽음을 이야기하는 게 자신이 가진 능력의 한계라는 생각이 들기도 합니다.

둘째, 환자의 상태가 좋지 않을 때는 의료인들이 간혹 질책의 대상이 되기 때문입니다. 의사도 평범한 인간이기에 환자를 꼭 살리고 싶어도 한계가 있을 수밖에 없습니다. 그러나 그런 사실을 보호자나 환자들은 잘 인정하지 않으려는 경향이 강합니다. 만약 보호자가 받아들일 수 없는 가족의 죽음에 대해 이야기하면, "그래서 지금, 우리 아버지가 죽는단 말입니까!" 같은 원망이 날아오기도 합니다.

셋째, 의사도 죽음이 가까운 말기 암 환자를 돌볼 때면 '동정적 통증'이라 불리는 통증을 경험하기 때문입니다. 죽음에 임박한 환자를 만나면 그의 불편함과 통증이 의사에게도 전이됩니다. 환자의 회복 여부를 일상에서 되뇌며 살다 보면 환자가 아플 때 나도 아픈 듯한, '내 속에 너 있다'는 표현처럼 덩달아 어딘가 불편한 듯한 느낌이 듭니다.

넷째, 의사도 임종 환자를 어떻게 대해야 하는지 제대로 된 교육을 받지 못했기 때문입니다. 누구나 그렇듯, 의사

　　　　　암 치료의 정석

들도 자신이 모르는 것에 대한 두려움이 있습니다. 어떻게 해야 할지 모르기 때문에 불안한 것이지요. 환자를 볼 때 어떻게 설명하고, 환자가 그때 어떻게 반응할지 예측하기 어려운 것도 부담이 됩니다.

마지막으로 질환의 일반적인 과정임에도 병세가 위중해지면 환자와 보호자, 의사 사이에 눈에 보이지 않는 오해가 있을 수 있기 때문입니다. 의사는 평소 공포나 절망, 슬픔 같은 감정을 적극적으로 드러내지 않도록 훈련받습니다. 감정이 절제된 셈이지요. 그런데 임종이 가까운 환자 앞에서 의사의 이런 태도는 냉정하게 비쳐질 수도 있습니다.

이러한 이유로 의사도 임종을 앞둔 환자와 대면하는 걸 피할 수 있습니다. 문제는 의사가 자신을 피한다는 느낌을 받는 순간, 환자는 더욱 상처를 입는다는 사실입니다. '아, 내가 드디어 죽을 때가 된 모양이구나. 그래서 날 피하는구나.'라고 생각하고 좌절하게 됩니다. 의사는 환자가 이런 오해를 하지 않게끔 어떤 식으로든 대화하며 설명해야 환자를 보다 잘 돌볼 수 있게 됩니다. 이 때문에 저는 후배 의사들에게도 더 적극적으로 환자에게 다가가라고 말합니다.

보호자들 역시 환자를 더 잘 돌보기 위해서는 죽음에 대한 이해가 있어야 합니다. 옛날 같으면 집안에서 가족의 임종을 맞은 경험이 있을 수도 있지만, 지금은 대부분 병원에서 죽음을 맞이하기 때문에 보호자들도 임종에 대한 경험이 없습니다. 따라서 어떻게 대처해야 할지 몰라 혼란스러워하며 환자의 불안을 가중시키기도 합니다. 환자뿐만 아니라 보호자도 죽음에 대해 담담해져야 합니다.

"아이고, 어쩌나……. 이제 죽는다는데…… 억울해서 어떡하나!" 같은 비탄이나, "봐라. 그렇게 사니까 이렇게 죽지!" 같은 저주, "지지리 운도 없지. 병원에서 제대로 치료를 못해서……."와 같은 병원에 대한 원망은 절대로 환자에게 드러내지 않아야 합니다.

드라마에 나오듯이, 생이 얼마 남지 않은 것 같다는 의사의 말에 보호자가 통곡하거나 까무러치는 행동은 절대로 환자에게 도움이 되지 못합니다. 설사 그런 소리를 들었다 하더라도 담담하게 받아들이고 환자 앞에서는 티 내지 않아야 합니다.

보호자들은 최선을 다해 환자를 위로하고 투병을 격려해야 하지만, 어느 순간이 지나면 마음으로는 서서히 보낼 준비를 해야 합니다. 삶에는 인간이 어쩔 수 없는 부분이 있게 마련입니다. 더구나 죽음은 인간의 영역이 아닌 신의 영역입니다. 인간이 할 수 있는 가장 최선의 태도는 운명을 담담하면서도 평온하게 받아들이고, 천국에서 다시 만날 것을 기대하는 일일지도 모릅니다.

빈자리를 슬퍼하기보다는
남기고 간 사랑을 기억하도록

이터너티 선샤인eternity sunshine. 얼핏 로맨틱 영화의 제목 같기도 하지요. 직역하자면 이런 뜻입니다. '영원한 햇살'. 얼마나 가슴이 벅차고 눈이 부시겠습니까. 아무도 모르는 이런 흠결 없는 햇살을 암 환자는 종종 느끼곤 합니다. 하늘이 내리는 마지막 축복이라고도 할 수 있을 겁니다.

"선생님, 죽음이 두렵지 않을까요?"

"그렇지 않을 겁니다. 하나님이 축복해 주십니다."

마음을 비우면 축복이 들어올 자리가 생깁니다. 비우면 채워 준다는 의미를 저는 죽음을 앞둔 환자들을 통해 경험합니다.

환자들이 하늘로 돌아가는 모습은 각양각색입니다. 하지만 그중 가장 축복받은 건 지상에서의 마지막을 편안히 보내는 분들입니다. 마지막 순간에 진통제를 쓰지 않아도 고통을 느끼지 않는 분들을 보았습니다. 그런 환자들을 보며 '고통은 결코 인간을 지배하지 못하는구나!' 하는 믿음을 얻었습니다.

몇 년 전, 난소암으로 난소와 자궁을 적출한 어떤 환자가 있었습니다. 수술 후 1년 즈음 지났을 때, 암이 재발하여 저를 찾아왔지요. 난소 주위는 물론 골반뼈, 간과 폐에도 암세포가 전이되어 있었습니다. 암센터에서 더 이상 해 줄 것이 없다는 통보를 받고, 보호자와 함께 대전에 있는 호스피스 병동으로 옮겼습니다. 온몸이 퉁퉁 붓는 부종에다, 배에는 복수가 차서 만삭 때보다 더 배가 불러 있었습니다.

그런데 호스피스 병동에 간 지 3일 만에 복수가 다 빠지고, 진통제를 맞지 않아도 될 정도로 고통이 사그라졌습니다. 제가 그 환자를 문병 갔을 때, 보호자는 기적이 일어났다며 즐거워했습니다. 그를 보며 저는 보호자에게 "이번 주와 다음 주를 잘 지켜 보세요."라고 당부했습니다.

스완송swan song. 이른바 백조의 노래라는 말이 있습니다. 백조가 죽기 직전 부르는 가장 아름다운 노래를 일컫는 말로, 예술인들의 마지막 기량 발휘를 가리키는 말입니다. 암 환자의 경우에서라면 임종 직전 완쾌가 되어가는 듯한 모습을 보이는 걸 말하지요. 그 환자의 상태가 좋아진 게 백조의 노래인지, 아니면 진짜로 기적이 일어난 일인지는 1~2주 안에 판명 날 것이었습니다.

마지막 순간에 이르러 모든 것을 비워 버리고 겸허하게

죽음을 기다리는 환자들이 있습니다. 이런 환자들은 놀랄 만큼 평온하고 의식도 또렷합니다. '모든 것을 다 비우자. 그러면 하나님이 다 알아서 해 주시겠지.' 남아 있는 자식 걱정, 가족 걱정, 그리고 살고자 하는 미련까지도 모두 잊어버리면 평화가 찾아오는 모양입니다. 이러한 '놓아버림' 때문에 좋아지는 경우를 종종 보았습니다. 어쩌면 이런 일들이 육체를 넘어 영적인 세계라는 것이 분명히 존재한다는 걸 증명하는 것 같습니다.

제가 다시 서울로 돌아온 뒤에도 그 환자는 여전히 상태가 좋았습니다. 백조의 노래라는 판단이 섰지만, 어쨌거나 마지막을 고통 없이 평화롭게 지낼 수 있는 것 역시 크나큰 축복이라고 생각하고 기도했습니다. 그리고 결국 그다음 주, 환자는 지상에서의 마지막 시간을 눈부시게 보내고 하늘나라로 갔습니다. 보호자는 제게 전화를 걸어 작별 인사를 전해 주었습니다.

"잠을 자다가 편안히 갔습니다."

가족들은 환자의 마지막 모습을 통해 평안을 얻기도 하고, 반대로 정신적인 상처를 입기도 합니다. 환자가 고통스럽게 생을 마감하면 가족 역시 그 고통에서 벗어나기 어렵습니다. 만약에 가족 중 누군가를 고통스럽게 보냈다면, 남아 있는 가족들은 그 후유증을 치료받는 게 좋습니다. 가족들도 빨리 고통의 기억에서 벗어나야 하기 때문이지요.

그래서 환자가 고통 없이 편안히 가는 것만큼 남아 있는 가족에게 큰 축복은 없습니다. 고통이 없는 편안한 죽음…. 환자는 살아 있는 사람들에게 축복을 남기고 가기 위해서 스스로 임종을 준비하는 게 좋습니다. 환자의 대부분은 자신의 마지막을 미리 예감합니다. 마지막을 예감하게 되면 여러 가지 준비를 하기 시작하지요. 목욕을 시켜달라고 하거나, 이런저런 축복과 감사의 말을 남기기도 합니다. 혹은 보고 싶은 사람을 이야기하기도 합니다.

가능하다면 정신이 맑고 의식이 있을 때 모든 준비를 끝내는 게 좋습니다. 가족에게 남기고 싶은 말이나 친구에게 남기고 싶은 말을 편지로 써 놓는 방법도 좋지요. 남겨질 가족들에게 사랑을 남기고 가면, 가족들은 그 사랑을 영원히 기억할 겁니다.

그러나 가끔은, 불행하게도 인격적인 죽음을 맞지 못하는 환자도 있습니다. "너 때문에 내가 죽는다!"라고 저주나 비난을 하면서 죽어갑니다. 남겨진 가족들도 고통이고, 떠나는 본인도 고통 속에서 삶을 마감하게 되는 겁니다.

"화해할 일이 있으면 얼른 하세요."

마지막 순간이 다가오는 듯하면, 저는 그동안의 불화에 대해 화해하고 서로 용서하도록 권합니다. 싸운 사람, 원한 맺힌 사람이 있으면 빨리 환자의 마음을 풀어 놓으라고 합니다. 먼저 잘못했다고 하는데도 마지막 순간까지 용서하지 않을 사람은 없습니다. 그러나 기회를 놓쳐 버리고 마는 안타까운 경우도 종종 보았습니다.

의사들도 임종의 시간이 다가오면, 자신의 환자가 어느 정도 더 견딜 수 있을지 대충 짐작할 수 있습니다. 그러나 죽음에 대해 말하는 건 꺼리는 편이지요. 보호자들은 그 점을 인지하고 임종 준비를 하는 게 좋습니다. 임종 준비를 할 수 있도록 충분한 시간을 달라고 미리 부탁해 놓으면 준비 없이 황망하게 보내는 일은 없을 겁니다.

죽음은 결코 끝이 아닙니다. 죽음 이후에도 생이 기다리고 있습니다. 육신의 고통을 벗어나 천국으로 다시 돌아간다고 생각하면, 죽음은 결코 이별이나 슬픔이 아닙니다. 그것은 축복이며 새로운 삶을 시작하는 것과 다름없습니다.

"제가 먼저 가 있을게요. 나중에 꼭 다시 만나요. 당신을 만난 게 제 인생에 가장 큰 축복입니다. 그동안 도와줘서 더 오래 살았습니다. 당신의 수고에 진심으로 감사해요. 당신과 함께해서 고마워요. 행복했습니다."

남은 사람에게 이보다 축복이 넘치는 말은 없습니다. 남겨진 가족들은 빈자리를 슬퍼하기보다 남기고 간 사랑을 기억하고, 앞으로 다시 만날 날을 기약할 겁니다. 마지막 남

은 시간 동안에는 서로를 축복하면서 지상의 마지막 햇살을
함께 감사하고 사랑을 나누어야 합니다.

"당신은 최선을 다했어요"

사람은 왜 태어났을까요? 저는 사람이 태어나고 죽는 모든 과정이 하나님의 섭리라고 생각합니다. 어떤 목적이 있었기 때문에 태어나고, 그 임무를 다하면 요단강을 건너가게 되는 것이지요.

요단강 앞에 선 사람들은 슬픔을 느낍니다. 신앙의 깊이와는 별개로 이별 앞에서 슬플 수밖에 없습니다. 이건 강물을 건너가는 사람이나 배웅하는 사람이나 마찬가지입니다. 그러나 이러한 슬픔은 누구나 한번은 반드시 건너가야 하는 곳입니다. 그러나 인생 전체를 놓고 보면 변한 것이 없습니다. 단지 잠시 헤어져 있는 것일 뿐이지요. 요단강을 건너 천국에 가면 다시 만날 수 있다는 믿음으로 살아야 합니다.

어쩌면 요단강을 건너간 사람보다 남은 사람이 더 허전하고 상실감이 클지도 모릅니다. 남편이나 아내, 혹은 자식이나 부모와 헤어지면 그 순간 삶이 180도 변합니다. 특히 환자의 투병 생활이 힘들면 힘들수록 보호자의 외상도 커지지요. 암 환자 중에는 정신적인 고통을 겪는 사람이 많습니다. 마찬가지로 환자를 간병하는 보호자 중에도 더러는 6개월 정도, 심하면 몇 년씩 우울증이나 조울증 등으로 정신적인 고통을 겪는 사람이 있습니다. 믿음으로 극복되지 않는다면 적극적으로 치료를 받아야 할 필요가 있을 정도입니다.

이런 고통은 간과될 수 있기에 다른 가족들이 보호자를 잘 챙겨야 합니다. 보호자의 고통은 환자를 보내고 난 뒤에 생기기보다, 보통 환자가 치료를 받는 중에 생길 확률이 더 높습니다. 그러나 치료 중에는 환자에게만 모든 관심이 집중되기 때문에 보호자의 스트레스는 외면되곤 합니다. 그런 상태로 곁에서 환자를 보내고 나면 정신적 외상이 남는 겁니다. 따라서 절대로 혼자 슬퍼하게 내버려 두어서는 안 됩니다. 보호자 곁에도 누군가 있어서 끊임없이 그들을 위로해야 합니다. 특히 보호자 혼자서 환자를 돌본 경우에는 더더욱 그러합니다.

슬픔을 극복하기 위한 가장 좋은 방법은 눈물이 안 나올 때까지 시원하게 울어버리는 겁니다. 눈물을 참으며 흘리지 않는 건 억압만 가중시킵니다. 슬프지 않은 척 혼자 버티고 삭이기보다는 적극적으로 위로를 찾아 나서는 것도 좋은 방법이지요. 같은 처지인 사람과 대화를 하거나. 동병상련의 마음으로 함께 울면 더 이상 혼자라는 생각이 들지 않을 겁니다. 우리나라 사람들은 마음속의 슬픔이나 떠난 사람에 대해 이야기하는 걸 꺼리는 경향이 있는데, 이건 매우 좋지 않은 방향입니다. 서운함, 섭섭함, 분노, 죄책감, 후회 등 그 어떤 감정이라도 모두 이야기함으로써 자신의 밖으로 털어버려야 합니다.

남겨진 사람을 가장 힘들게 하는 건 죄책감입니다. 환자가 있을 때는 귀찮고 싫을 때도 있었지만 정성을 다했는데도 불구하고, 막상 보내고 나면 무엇인가 크게 잘못한 것 같은 느낌이 듭니다. 그럴 때는 환자에게 무엇을 잘못했는지, 무엇이 아쉬운지 꼼꼼히 살펴서 이를 인정하는 시간이 필요합니다. 죄책감이 남아 있다는 것은 반대로 원망이 남아 있다는 말과 같기 때문입니다.

"당신은 최선을 다했어요."

주변 사람들은 남겨진 보호자에게 환자에게 하듯이 아낌없는 배려를 해야 합니다.

결국 사람은 슬픔을 건너가게 되어 있습니다. 언젠가는 그 슬픔을 건너갈 거라고 스스로 믿으면 힘이 나게 됩니다. 이별 역시 삶의 한 부분으로 인정하고, 궁극적으로 죽음도 삶의 일부라고 이해하면 더 이상의 슬픔은 없을 겁니다. 그때부터는 추억하는 시간이자, 요단강을 건너 천국에 가면 다시 만날 수 있다는 기대를 주는 시간이 되겠지요. 지금 잠시 헤어지는 일을 너무 아파하지 말고 천국에서 다시 만날 날을 기대하며 잘 이겨 내도록 합시다.

정신적인 암을 극복해야
암으로부터 자유로워집니다

"왜 하필 제가 암에 걸렸을까요?"

오랫동안 암 환자들을 진료하다 보니, 눈물을 뚝뚝 흘리며 암을 원망하는 사람을 많이 만났습니다. 그들에게는 나름대로 꼭 살아야 할 이유가 있습니다. 어린 자식 때문에, 늙은 부모님 때문에, 자신만 바라보는 아내 때문에, 남편 때문에……. 그런 환자들을 보며 저는 늘 솔직한 심정을 말합니다.

"하나님께서 지금까지와는 다른 삶을 살아 보라고 내린 축복인지도 모릅니다."

암세포는 자신의 영향력을 끊임없이 확장해서 건강한 몸을 지배하려고 합니다. 그렇기 때문에 암은 건드리지 않는 게 가장 좋은 방법이지요. 수술할 때 암세포 조직은 절대로 건드리지 않는 게 의사들의 규칙이기도 합니다. 눌러 보거나 만지지 않고 육안으로만 확인해서 조심스레 그 주변을 도려냅니다. 암세포를 만지는 것은 수술이 끝난 뒤에 조직을 검사할 때가 되어서입니다. 차갑고 딱딱한 암 덩어리는 마치 탐욕과 분노로 가득 찬 슬픈 괴물 같습니다.

"절대로 암에 지배당해서는 안 됩니다."

저는 환자들에게 암에 지배당하지 말라고 당부합니다. 암에 지배당하는 삶이란 탐욕스런 삶, 자신만 아는 이기적인 삶, 의심이 많은 삶을 뜻합니다. '암적인 존재'란 말이 암을 가장 잘 함축하고 있지요. 암세포가 주변 조직을 괴사시키 듯, 암적인 영혼은 주변 사람들을 괴롭힙니다.

암세포가 육신을 침범했을 때 역설적으로 인간은 영혼 의 위대함을 보여 주기도 합니다. 위대한 영혼의 힘 앞에 때 때로 암은 굴복하지요. 암에 걸려 죽음이 가까이 왔다고 생 각하면, 현명한 사람은 자신의 인생에 있어 무엇이 가장 중 요한 것인지 고민하게 됩니다. 그렇게 가장 중요한 것만 남 기고 쭉정이들은 다 버립니다. 그러나 마지막 순간까지 돈이 나 명예, 욕심에 집착하는 사람은 그만큼 고통스럽게 생을 마감합니다.

생의 끄트머리에 섰을 때 가장 중요한 건 '관계의 회복' 입니다. 모두 용서하고 편안한 마음이 되고 하늘나라에 본향 本鄕이 준비된 사람은 결코 죽음이 두렵지 않습니다. 아이러니하게도 바로 그 경계를 넘어간 사람들, 마음의 평안을 찾은 사람들에게는 새로운 삶이 주어지기도 합니다. 그런 사람들은 암에 걸리기 이전과는 전혀 다른 삶을 살아갑니다.

세상에는 도처에 죽음이 널려 있습니다. 길을 가다 갑자기 쓰러질 수도 있고, 강도를 만나거나, 교통사고를 당하는 것처럼 어느 날 갑자기 죽음의 그림자가 덮쳐올 수도 있습니다. 준비 없는 죽음은 허망합니다. 그에 비하면 암은 생의 마침표를 스스로 찍고 갈 수 있습니다. 이런 관점에서는 암이 축복이라는 생각이 듭니다.

제 환자 중에는 육체가 암에 지배당할지라도 영혼은 암에 지배당하지 않은 분들이 있습니다. 그들을 보면 진정으로 암을 이기는 길은 이쪽일지도 모른다는 생각이 듭니다. 반면에 육체는 암에 걸리지 않았지만, 정신이 암에 걸린 사람도 있습니다. 살아 있지만 죽은 것이나 다를 바 없는 삶입니다. 매 순간 삶의 의미를 모르고 생명을 소진하는 건 인간에게 있어서 '최악의 암'입니다.

"삶을 다시 살게 되었습니다."

간혹 제가 치료하는 암 환우들 중에 저에게 이렇게 말하는 분들이 있습니다. 이보다 더 반갑고 감사한 고백은 없습니다. 인간의 위대함을 보여 주는 환자들을 통해서 저는 언제나 큰 감동을 받습니다. 타인에게 감동을 주고 소천하는 삶도 축복받은 삶 중 하나가 아닐까 생각합니다.

　암에 걸리면 무엇보다 암을 이겨 내야 합니다. 하지만 물리적인 방법이 아니라 정신적인 방법으로 극복하여 암으로부터 자유로워져야 합니다. 그러면 암은 손님처럼, 때가 되면 내 몸과 영혼에서 나갈 겁니다. 암은 하나님이 인간에게 진정한 삶이 과연 무엇인지 알려 주기 위해 보낸 손님인지도 모르니까요.

　만약에 암이란 손님이 찾아왔다면 두려워하지 말고, 내 안에 있는 정신의 힘을 믿길 바랍니다. 그리고 암을 이겨 내는 왕도는 없지만 정석은 분명 있습니다. 그 정석을 따라 한 수 한 수를 두면 어느덧 완치라는 좋은 결과와 선한 열매를 가지게 될 것입니다.

　행복한 암 치료를 통해 몸이 진정으로 회복되길 소원합니다. 이 책을 읽는 환자분들이 모두 꼭 살기를 바랍니다. 살아서 가족과 친구, 그리고 후대에 갈급하게 암을 이기려는 사람이 생기면, 존재만으로도 희망이 되는 한 사람이 되어 주길 바랍니다.

　이 책이 나오도록 수고해 주신 한언출판사 김철종 사장님과 손성문 팀장님에게 감사를 드립니다. 편집부 식구들께도 감사를 드립니다. 그리고 내용을 잘 정리하고 검토해 준

조지예 간호사, 김경남 간호사에게도 감사합니다.

지금까지 부족한 저를 믿고 잘 따라주신 많은 환자분께도 무한한 감사를 드립니다. 환자는 의사의 영원한 스승이라는 사실을 몸소 증명해 준 산증인들입니다. 이분들을 통해 많이 배우고 깨달았습니다. 환자분들은 또 다른 교과서였습니다. 사랑하는 환자분들은 언제나 깨우침을 주었고, 기다려 주었으며, 격려와 칭찬을 건네주어 언제나 큰 힘이 되었습니다.

늘 마음을 다해 환자들을 돕고, 이 일을 천직으로 여기며 살아가는 사랑하는 제자들께도 감사를 전하고 싶습니다. 최바울 선생님, 박지원 선생님, 혜원, 강영이 가족, 전병호 선생님 가족, 이찬욱 선생님, 하승인 선생님, 정향숙 선생님, 이준호 선생님, 이관철 선생님, 박영근 선생님, 장은진, 하민/하은 가족, 이찬복 선생님, 이준한 선생님, 탁유정 선생님, 김진옥 선생님, 신재균, 황용미 선생님 가족, 김충효, 유은영, 승민/승혜 가족께 감사를 드립니다.

하늘마음으로 섬겨주신 김명희 선생님과 Ivey님 가족, 국경을 넘어 참사랑을 알게 해 주신 선하고 친절하신 Houston씨 가족과 세 아드님, 언제나 피를 나눈 형제보다 더 큰 사랑으로 함께해 주신 김수근 선생님과 심정임, 태준 가족, 믿음의 동역자들 JPT팀 가족들, 문옥봉, 정숙자, 성현/

성호 가족, 나영인, 장미영, 유경, 선교, 하경이 가족, 조성곤, 조지예, 대영, 세영이 가족, 이준한 선생님 가족, 이서형 가족, 최한중 선생님, 손수정 선생님, 이시훈 선생님, 박재하 선생님, 이준호 선생님, 김지연 선생님, 송석훈 선생님, 김형준 선생님, 심민수 선생님, 박인용 선생님, 박노철 선생님, 김영권 선생님, 맹일형 선생님, 김창근 선생님, 노동영 선생님, 우창록 선생님, 이동명 선생님, 김남준 선생님, 도원욱 선생님, 윤은기 선생님, 김택진 선생님, 윤영일 선생님, 최기열 선생님, 김성민 선생님, 최우성 선생님, 최병걸 서생님, 서명호 선생님, 김영규 선생님, 박홍보 선생님, 정인모 선생님, 오광연 선생님, 권기홍 선생님, 김동선 선생님, 김영화 선생님, 전용택 선생님, 김무겸 선생님, 신부호 선생님, 노동구 선생님, 이창규 선생님, 정순성 선생님, 믿음의 아버지 되시는 조긍천 선생님과 이정삼 선생님, 홍정길 선생님, 이동원 선생님, 신조우 선생님, 조운 선생님, 이상규 선생님, 황형택 선생님, 박에녹 선생님, 최창섭 선생님, 이영희 선생님, 김노벌 선생님, 박정식 선생님, 박원택 선생님, 김성남 선생님, 김낙인 선생님, 최중기 선생님, 이남혁 선생님(하영, 요한, 요셉), 이호상 선생님, 김성곤 선생님, 심수명 선생님, 이관형 선생님, 남우택 선생님, 김현규 선생님, 장창수 선생님, 이희문 선생님, 조봉희 선생님, 정현구 선생님, 이창민 선생님, 정현 선생님, 배

민수 선생님, 이진형 선생님, 박광훈 선생님, 강준민 선생님, 남성진 선생님, 강진욱 선생님, 고건웅 선생님, 하근수 선생님, 정승룡 선생님, 정헌화 선생님, 이용천 선생님, 허원구 선생님, 신기형 선생님, 박노훈 선생님, 김명곤 선생님, 강동길 선생님, 류성걸 선생님, 박승로 선생님, 부모님의 병 수발을 통해 많은 은혜와 사랑을 다시 알게 해 주신 누나 이은숙 선생님과 경섭이 가족, 동생 인욱이 내외와 준엽이 정은이 가족에게도 감사를 드립니다. 그리고 지금의 제가 있기까지 저를 가르쳐 주고 지혜를 전해 준 많은 선생님께도 감사를 드립니다.

하늘이 내리신 늘 고맙고 참 좋은 사랑하는 아내와, 보면 볼수록 듬직하고 사랑스러운 멋진 두 아들 창엽이와 성엽이에게도 감사합니다. 지금은 천국에 계시지만 생전에 바른 가르침으로 큰 힘이 되어 주시고 진심으로 사랑하며 기도해 주셨던 부모님께도 존경과 감사드립니다. 저에게 있는 대부분의 좋은 면은 이분들께 받은 가르침의 결과입니다. 또한, 늘 격려와 힘을 주시는 훌륭한 장인어른, 장모님께도 존경과 사랑, 고마움을 전하고 싶습니다.

우리는 종종 중요한 감정을 말이나 글로 다 표현하지 못하기도 합니다. 아직 부족한 면이 있다 보니 혹시 이해되지 않는 표현의 미숙함이 남았을 수도 있습니다. 그러나 마음만은 잘 전달될 수 있도록 최선을 다했습니다. 현명한 독자분들께서 넓은 아량으로 이해해 주시리라 믿습니다. 마지막으로 한없는 은혜와 평강으로 암 환우와 그 가족들을 사랑해 주시고, 고쳐 주시고, 함께 울고 웃어 주시고, 용기를 주시며 축복해 주신 우리 주님께 모든 영광을 올립니다.

암 치료의 정석

2021년 05월 27일 개정판 1쇄 펴냄
2025년 1월 3일 개정판 3쇄 펴냄

지은이 이병욱
펴낸이 김철종

펴낸곳 알레고리(알레고리는 한언출판사의 계열 브랜드입니다.)
출판등록 1983년 9월 30일 제1-128호
주소 서울시 종로구 삼일대로 453(경운동) 2층
전화번호 02)701-6911 **팩스번호** 02)701-4449
전자우편 haneon@haneon.com **홈페이지** www.haneon.com

ISBN 978-89-5596-909-2 (13510)